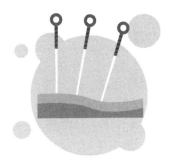

实用妇科病
针灸治疗学

杨朝义◎编著

U0207033

中国健康传媒集团
中国医药科技出版社

内 容 提 要

本书将针灸治疗妇产科疾病的优势病种集于一体，深入而全面地详解，并将每种疾病融合多种有效治疗方法。全书治疗方法均来源于作者长期临床实践，具有很强的实效性和可读性，是临床少有的针灸治疗妇产科疾病的专著，适合针灸临床大夫、妇产科医生、养生保健、中医针灸专业学生及女性自我保健爱好者参考使用。

图书在版编目（CIP）数据

实用妇科病针灸治疗学 / 杨朝义编著 . — 北京：中国医药科技出版社，2019.9
ISBN 978-7-5214-1319-9

Ⅰ . ①实… Ⅱ . ①杨… Ⅲ . ①妇科病—针灸疗法 Ⅳ . ① R246.3

中国版本图书馆 CIP 数据核字（2019）第 186536 号

美术编辑　陈君杞
版式设计　也　在

出版　**中国健康传媒集团** | 中国医药科技出版社
地址　北京市海淀区文慧园北路甲 22 号
邮编　100082
电话　发行：010-62227427　邮购：010-62236938
网址　www.cmstp.com
规格　710×1000mm $\frac{1}{16}$
印张　14 $\frac{1}{4}$
字数　212 千字
版次　2019 年 9 月第 1 版
印次　2023 年 11 月第 2 次印刷
印刷　三河市万龙印装有限公司
经销　全国各地新华书店
书号　ISBN 978-7-5214-1319-9
定价　**45.00 元**

获取新书信息、投稿、为图书纠错，请扫码联系我们。

前　言

自古有"宁治十男子，莫治一妇人"之说，言之妇科病较难治疗，这是历代医家之共识，如《妇人大全良方》中言："盖医之术难，医妇人尤难……"《女科要旨·叙言》曰："昔人以小儿为哑科，窃意女科亦然。盖小儿不能言，而妇人则言不能尽，惟得之指下，洞见乎脉与证之相符，庶不致于差谬矣。"在《普济方·妇人诸疾门·总论》言："妇人之病，比之男子，十倍难疗。"均言妇科病难治。因妇科疾患多为临床疑难杂症，所以历代医家有成就的妇科名医较少，所留下的妇科专著也非常少，而对于针灸方面治疗妇科病的专著更是少之又少，这是中医针灸临床的一大缺失，更是医学史上的一大憾事。但是针灸治疗妇产科疾病由来已久，早在商代武丁时期便已有关于不孕、难产、胎动不安等妇产科疾病的记载。《三国志·华佗传》载华佗针药并用治疗"李将军妻胎死不去案"；张仲景《伤寒论》刺期门治疗妇人"热入血室"等记载。可见，针灸治疗妇科疾病已有两千多年的历史记载，说明针灸治疗妇产科疾病具有确实的疗效，应是值得深入挖掘的课题。笔者从事针灸临床以来，一直研究用针灸方法治疗妇产科相关方面的疾病，通过长期临床实践来看，针灸治疗妇科疾病确实有着非常好的实效性，见效迅速，治疗范围广泛，且无任何副作用，属绿色疗法。针灸尤对某些妇科疑难杂症有着显著的疗效，如不孕症、痛经、崩漏、经闭、习惯性流产、妊娠恶阻、胎位不正、带下证等。笔者在临床所治疗的相关患者一般是在多个医疗机构经过多种方法治疗过很长时间，而经治疗没有疗效，或是疗效不佳的情况，因无更好的方法，经其他患者介绍后以抱着试试看的心态来进行针灸治疗，而经过针灸治疗后多数患者能达到临床治愈或基本治愈的情况，在治疗中极少有无效的情况，这充分说明了针灸在妇产科方面有着巨大优势和显著的治疗作用，非常值得在临床中大力推广和深入研究。笔者根据20多年临床实践经验，将妇产科中用针灸治疗疗效较为满意的病种汇集于一体。一是便于针灸临床工作者查阅；二是起到一个带动作用，能让更多针灸临床工作者来关注研究用针灸治疗妇产科疾病，甚至可引入到妇产科科室中运用针灸方法协助治疗；三是起到抛砖引玉的作用，以唤起针灸界名家或具有丰富经验的临床工作者写出更全面、更实用、更广深的针灸妇产科类专著，以推广针灸疗法在妇产科中的运用。若能达到以上几个目的，则心愿足矣。

因笔者水平和经验所限，不足之处在所难免，敬请同道批评指正，在此不胜感激！笔者希望这本小书，能在今后得到大家的指点。我的信箱是：1919902981@qq.com。

编　者

戊戌年仲春于沂源净心斋

目录

基础理论

妇科病常用穴位解析

妇科病针灸治疗

基础理论

第一章
经络与妇科疾病之间的关系

针灸的作用部位是穴位，穴位又在经络上，针灸是通过经络而起作用的，离开了经络穴位，针灸也就无从谈起。所以针灸治病首先要重视经络，理清病变脏腑与经脉之间的关系，是针灸治病的基础，也是核心，这就是中医学所谈的经络辨证法。同样，妇科病的针灸治疗也离不开经络，首先将妇科病与经络之间的密切关系作一下探讨。

要理清经络与妇科疾病的关系，首先要明确妇科疾病的病机，妇科疾病病机可概括为脏腑功能失常、气血失调、冲任督带损伤三个方面。各种致病因素可以直接损伤冲任督带，也可由于引起脏腑功能失常、气血失调，进而损伤冲、任、督、带，使胞宫、胞脉、脉络发生病理性变化，从而产生妇科疾病。脏腑功能失常、气血失调是导致妇产科疾病的重要环节，冲、任、督、带损伤则是妇产科疾病病机的核心所在。通过妇产科疾病病机特点也就理清了妇产科疾病方面与其相密切联系的经脉。

一、脏腑功能失常与经络

1. 肾（足少阴肾经）

肾养五脏，肾既是真阴之府，又是真阳之宅，"肾者，精神之舍，性命之根……人之有肾，犹树之有根"，因此被称为先天之本。肾的功能极为重要，其中藏精、主生殖、为冲任之本的功能与女性的生理特点有着密切的联系。《素问·上古天真论》曰："女子七岁，肾气盛，齿更发长；二七而天癸至，任脉通，太冲脉盛，月事以时下，故有子……七七任脉虚，太冲脉衰少，天癸竭，地道不通，故形坏而无子也。"由此可以看出，肾气盛衰是决定女性生殖的物质基础，肾气盛则天癸至，女子月经来潮，生殖功能成熟；如果肾气衰则天癸竭，女子绝经，身体衰退，生殖能力丧失。肾脏的病理主要表现在以下几个方面。

（1）肾精不足：藏精是肾的主要功能，若是人之先天肾精不足，或后天肾的精血损伤，冲任胞宫精血不足，可致月经不调、不孕、闭经、早绝经等妇科疾病。

（2）肾气不足：肾气则是由肾精所化，肾气的盛衰则与天癸的至竭关系到月经与妊娠，肾气不足，冲任不固，封藏失职，可致月经过多、崩漏；血海失司，胞宫蓄溢失常，可致月经先后无定期；胎失所系，可致胎漏、胎动不安；冲任失固，不能摄精成孕；系胞无力，可致子宫脱垂。

（3）肾阴、肾阳不足：肾为水火之脏，藏真阴而寓元阳。肾精属阴为真阴，对人体器官起着滋养的作用，为人体阴液之根，是生殖功能的物质基础。若肾阴亏损，出现肾水不足，就会引起相火妄动，而致阴虚内热，则会出现崩漏、月经先期等病；肾气属阳为元阳，对人体器官起着温煦升腾的作用，为人体阳气之源，是生殖功能的根本动力，肾阳不足，就会引起阴霾四布，可致月经过多、崩漏、胎漏、胎动不安等病。

通过以上所述，可见肾脏与女性之间的生理、病理密切关系，肾的功能失调在妇产科疾病发病原因中占有重要的地位。因此足少阴肾经是针灸妇产科疾病中的重要经脉之一，针灸调理妇产科疾病应当重视肾经的运用。

2. 肝（足厥阴肝经）

肝的主要生理功能是藏血，主疏泄，性喜条达，恶抑郁。肝体阴而用阳，具有贮藏血液和调节血流、血量的生理功能。妇人之身，有余于气，不足于血，肝乃藏血之脏，血伤则肝首先受累，尤其当经行、孕后，阴血下注，肝阴不足，肝阳偏盛，诸症滋生；再加上女子之身，阴性凝结，易抑郁生气，气机不利，而致肝气郁结。著名医家朱丹溪曾言："气血冲和，百病不生，一有怫郁，诸病生焉。"而六郁之中，气郁为先，古有"气郁为六郁之始，肝郁为诸郁之主"之说。所以在明代医家汪石山言"妇人以肝为先"，著名医家叶天士在妇科病的治疗原则中也指出：妇科病以调肝为要的治则。肝脏在妇产科病理主要表现于以下几个方面。

（1）肝气郁结：肝藏血，主疏泄，宜调达。若情志内伤，肝气郁结，血为气滞，可致经行乳房胀痛；胞脉阻滞，可致痛经，月经后期，闭经；血海蓄溢失常，可致月经先后不定期、崩漏、月经过多及过少等。

（2）肝郁化火：肝气郁结，郁而化火，热伤冲任，迫血妄行，可引起月经先期、月经过多、崩漏、经行吐衄等病证。

（3）肝经湿热：肝气横逆犯脾，生湿化热，湿热下注任带，使任脉不固，可见带下、阴痒等证。

（4）肝阴不足、肝阳上亢：肝血不足，冲任失养，血海不充，可致月经过少、月经延后、闭经、不孕、绝经前后诸证等；肝阴不足，阴不制阳，肝阳上亢，可发生经行头痛、子晕、子痫等。

再从经脉循经来看，诸经脉中肝经与生殖系统联系最为密切，"肝足厥阴之脉……循股阴，入毛中，环阴器，抵小腹……"，肝经之脉环绕生殖、小腹而行，这是经脉与生殖系统联系最密切的经脉，根据经络治病的原理"经络所行，主治所及"，所以经络循行原理也是肝经用于妇科疾病的重要原因。由此可见，无论从肝的生理、病理，还是经脉循行关系来看，肝经皆是妇产科疾病治疗的极为重要经脉，所以妇产科疾病应当重视肝经的运用。

3. 脾（足太阴脾经）

脾胃为后天之本，气血生化之源，而人之五脏六腑、四肢百骸都赖精血濡养。历代医家都非常重视脾胃在人体的作用，经曰："脾胃者，仓廪之官，五味出焉……"明·李中梓《医宗必读·医论图说》言："经曰：治病必求于本，本之为言根也、源也。世未有无源之流、无根之木。……后天之本在脾，脾为中宫之土，土为万物之母。"脾为中土，滋贯五脏百骸，脾病则心不能主，肾不能滋，肝不能藏……周身难健。而妇女由于经、孕、产、乳都以血为用，又屡耗血伤血，导致机体常处于血不足状态，故妇人以血病者为多。《女科要旨·调经》曰："虽曰心生血，肝藏血，冲、任、督俱为血海，为月信之源，而其统主则为脾胃，脾胃和则血自主，谓血生于水谷之精气也……"在《女科经纶》中又进一步明确论述了脾胃对女科的重要性，其载曰："妇人经水与乳，俱由脾胃所生……变赤而为血，血有余则注于冲任而化为经水……冲为血海，任主胞胎……流入乳房，变白为乳……"由此可见，脾胃是女性月经、孕、产、乳之源。脾脏的病理主要表现在以下几个方面。

（1）脾失健运：当脾虚时不能正常运化水谷精微，生化之源不足，以致血虚气少，冲任失养，血海不充而引起月经过少、月经后期、闭经、胎萎不长、乳汁不足等妇产科疾病。或脾虚气弱，中阳不振，运化失职以致水湿内停。若水湿流溢于肌肤，可导致经行浮肿、子肿；湿浊下注，带脉失约，可致带下；湿浊内停，挟痰饮上逆，可致妊娠恶阻；水湿壅阻，湿聚成痰，痰湿阻滞冲任，以致胞脉闭塞，或痰湿凝聚胞中，结而成块，可出现闭经、不孕、癥瘕等妇科疾病。

（2）脾失统摄：脾气虚弱，中气不足，统摄无权，以致冲任失固，常出现月经先期、月经量多、崩漏、产后恶露不尽、乳汁自出等妇科疾病。

（3）脾气下陷：脾虚而致气陷，可见崩漏、阴挺等相关疾病。

"内伤脾胃，百病由生"，脾胃伤则元气衰，元气衰则百病由生，疾病的发生与后天之本的脾胃关系密切，尤其是妇科病，更为重要，妇女由于经、孕、产、乳都以血为用，妇人以血为本，脾为统血之脏，气血生化之源。所以脾经是治疗妇科病的重要经脉。

二、气血失调与经络

通过以上脏腑功能失常章节的探讨，妇女的经、孕、产、乳都是以血为用，所以女性常处于血分不足的情况，由于气血之间相互依存，相互资生的关系，气为血帅，血为气母，伤于血就必然影响到气，伤于气也必然会影响到血。即"气病则血不能独行，血病则气不能独化"。可见，气血二者在生理病理上均可互为因果，相互影响，不可截然分开，临床多是气血同调，调整气血是治疗妇产科病中的重要内容。气血失调的原因则是脏腑的根源，其病变脏腑仍与上述脾、肝、肾三脏密切相关，其相关原理如上所述，不再赘述，针灸调理气血仍在此三经脉之中为主。

三、任、督、冲、带损伤

任、督、冲、带均为奇经八脉，冲、任、督、带损伤，是妇产科疾病的病机特点，这也是与其他各科病机的区别所在。冲、任、督三脉皆起于胞中，带脉则环腰一周，络胞而过，与胞脉关系密切。督脉属肾络脑，主一身之阳。"冲为血海""任主胞胎"，冲任二脉损伤，则血海不能按时满盈，胞胎无所系，以致产生经带胎产等相关疾病。可见，妇科之经、带、胎、产诸疾均与任、督、冲、带有着密切关系。

1. 任脉

任有"妊养""担任"之义，有总司一身阴脉的功能，有"阴脉之海"之称。这是因为任脉与诸阴经相联系，并能管理人体的精、血、津、液等阴性物质。妇女经、孕、产、乳均需阴液充足，所以从生理角度而言，任脉与妇产科疾病有直接的关系。就经络循行来看，任脉与生殖系统联系密切。《素问·骨空论》："任脉者，起于中极之下，以上毛际，循腹里……。"《灵枢·营气》："络阴器，上过毛中，入脐中……。"均言任脉与生殖系统相联系，根据经脉所行主治所及的理论，用任脉调理生殖系统疾病则是自然之理，正如《素问·骨空论》言"任脉为病，男子内结、七疝，女子带下、瘕聚"。《难经·二十九难》："任脉为病，其内苦结，男子为七疝，女子为瘕聚。"可见任脉均与男女生殖系统疾病有重要的关系，所以任脉与妇产科疾病有着密切的关系。

2. 督脉

乃总督、统帅之义，有总督诸阳经的功能，有"阳脉之海"之称。这是因为督脉与诸阳经相联系。督脉行于后正中线，主一身之阳。又因其贯脊属肾，肾为先天之本，元气之根，所以督脉又能维系人身元气，调节月经。任脉行于人身之前，主一身之阴，与督脉交会于龈交穴。任督一阴一阳，循环往复，维持着阴阳脉气相对平衡，调节月经正常来潮。《素问·骨空论》："督脉者，起于少腹，以下骨中央，女子入系廷孔—其孔，溺孔之端也。其络循阴器，合篡间，绕篡后，别绕臀，至少阴，与巨阳中络者合。"也就说，起于小腹部，下向骨盆的中央，在女子，入内联系阴部尿道口外端。由此分出络脉，分布于阴部，会合于肛门之间，绕向肛门之后，分支别行绕臀部到足少阴，与足太阳经分支相合。从经络循行看，与生殖系统联系密切。因此生殖系统疾病也与督脉关系密切，正如《素问·骨空论》言："……此生病，从少腹上冲心痛，不得前后，为冲疝；其女子不孕，癃痔遗溺嗌干。"所以督脉与妇产科疾病也密切相关。

3. 冲脉

冲有要冲、要道之义，是全身气血运行的要冲。冲脉起于胞中，其前行者，并足少阴之经挟脐上行，至胸中而散；其后行者，上循背里，为经络之海。《灵枢·逆顺肥瘦》言："夫冲脉者，五脏六腑之海也……其上者，出于颃颡，渗诸阳……其下者，注少阴之大络，出于气街……其下者，并于少阴之经，渗三阴……渗诸络而温肌肉。"足阳明胃经下行，与冲脉会于气街，胃中谷气盛，则冲脉之血亦盛，血海满盈。冲脉与诸阳经、诸阴经相通，有调节十二经气血的作用，故有"血海""十二经之海"之称。冲脉的盛衰可直接影响胞宫之气血，而对女性的经、带、胎、产则有直接的管理作用。因此，冲脉与妊娠胎育、生殖功能关系密切，《素问》王冰注："冲为血海，任主胞胎，两者相资，故能有子。"只有"太冲脉盛"，血海充盈，女子才能"月事以时下，故有子"。因此冲脉是妇产科疾病重要经脉。

4. 带脉

始于季胁，绕身一周，状如束带，故名带脉。其功能为约束诸经，起到协调和柔顺的作用。腰腹为胞宫和下焦之位，约束诸脉，也就能固摄下元。故带脉配合冲、任、督脉，与男、女生殖器官的关系密切。正如《儒门事亲》言："冲任督三脉，同起而异行，一源而三歧，皆络带脉。"《脉经·手检图》记载"苦少腹痛引命门，女子月水不来，绝继腹下止，阴辟寒，令人无子。"可见妇科中的月经不调、崩漏、带下、少腹疼痛等妇科病与带脉有直接关系，故带脉对妇产科有着重要的调节功效。

综上所述，妇产科疾病则与十二经脉中的肾、肝、脾三经最为密切，而与奇经八脉中的任、督、冲、带四经关系最为密切。尤其任、督、冲、带更是妇产科疾病的重经脉，妇产科疾病，不论何种致病因素，也不论病变起于何脏腑，是在气分还是在血分，其基本病机则是整体性的，最终会损伤到冲、任、督、带的生理功能而发病。因此说，冲、任、督、带是妇产科疾病中最重要的经脉。

第二章

经、带、胎、产与妇科疾病的关系

一、月经与妇产科疾病的关系

（一）月经的生理现象

月经是女性的基本生理特点，到了一定的年龄，月经自然就会来潮，月经的来潮是女子青春发育的主要标志。月经就是指有规律的、周期性的子宫出血。一般一月一行，很少会发生改变，信而有期，如同月相之盈亏，潮汐之涨落。故又有"月信""月事""月汛""月水"等称谓。

在我国女性月经初潮年龄在 11~18 岁，绝经年龄范围在 46~52 岁，这是绝大多数正常月经的时间范围。月经来潮及绝经的年龄均与禀赋体质、自然气候、生活环境、营养状况、情绪因素等情况之不同而提早或延迟。正常月经周期一般为 28 天左右，提前或推后 1 周以内，若很规律，一切正常，而无其他异常现象者，也属于正常范围。但有一部分女性的月经非一月一行，身体无异常，有自己的规律性月经周期，有定期 2 个月来潮一次者，这种称为并月；3 个月一潮者，称为"居经"或"季经"；一年一行者称为"避年"；终生不潮而能受孕者，称为"暗经"；受孕之初仍按月行经而无损于胎儿者，称为"激经""盛胎"或"垢胎"。每次行经的持续时间一般为 4~6 天，称之为经期；经期排出的血量称为经量，一般行经总量在 50~80ml，多数第 1 天量少，第 2 天量最多，第 3 天较多，第 4 天以后逐渐减少至干净。月经颜色多为暗红色，经质不稀不稠，不凝结，无血块，无特殊气味。

一般情况下，在行经期无不适感觉，有的在行经前或行径初期出现轻微的乳胀、小腹胀痛、腰酸等现象，经后自然消失，这不属于病态，不需要特殊处理。另外，还有一些初潮的女性，在月经初潮后1~2年，月经尚不规律，或有提前，或有推后，或停闭数月，这是由于在月经初潮时肾气尚未完全充盛天癸初至故而不稳定，一般随着发育的成熟可逐渐正常。部分女性在绝经前1~3年，也会出现月经的紊乱，然后逐渐终止不来。

（二）月经的病理现象

通过月经的这一系列生理现象，明确了月经的正常规律，若与其生理现象不符合的情况出现，就为病理现象。凡是月经周期、经期和经量发生异常，以及伴随月经周期出现明显不适症状，就是月经的病理现象，也就是所说的"月经病"。

1. 常见的月经病

临床月经疾病非常复杂，疾病繁多，在临床中常见的有月经先期、月经后期、月经先后无定期、月经过多、月经过少、经期延长、经间期出血、崩漏、闭经、经行吐衄、经行泄泻、经行乳房胀痛、经行头痛、经行眩晕、经行身痛、经行浮肿、经行口糜、经行发热、经行风疹块、经行情志异常、绝经前后诸症等相关疾病。

2. 月经病的病因病机

发生的病机是因脏腑功能失常，气血失调，导致冲任二脉的损伤，从而引发月经病。其病因主要是外感六淫，内伤七情或多产房劳，饮食不节，劳逸失常，跌扑闪挫等因素而致。

3. 月经病的辨证要点

月经病的辨证主要从月经的期、量、色、质、味及伴随月经周期出现的相关症状，尤以月经的期和量的异常变化为最重要。同时结合全身证候，运用四诊八纲进行综合分析辨证。

（1）以月经周期的异常而辨：当月经周期发生了异常变化时，要根据月经周期的变化来辨证寒热虚实，若是月经提前，多为血热或气虚；周期退后，多为血虚或血寒；周期先后不定，多为肝郁或肾虚；经期延长，多为气虚或血热。

（2）以月经量的异常而辨：当月经的量发生了异常变化时，要根据月经量的变化来辨证寒热虚实，若是来月经时月经量多，多以血热和气虚常见；若是经量偏少者，多以血虚或血寒较多；若是经量不恒定，时多时少者，多以肝郁或肾虚为多见。

（3）以月经的颜色而辨：当月经来时颜色发生了异常变化，要根据月经颜色的变化来辨证寒热虚实，若经色鲜红者属热，暗淡者为虚寒，紫暗者为瘀，淡红者为虚。

（4）以月经的质而辨：当月经的质发生了异常的改变，要根据月经质的变化来辨证寒热虚实，若月经黏稠者属热属实，清稀者属虚属寒，有血块者则为瘀，若兼有臭秽者为热，气味发腥者多属寒，恶臭难闻者多为瘀血败浊成毒为患，病情严重。

（5）以伴随症状出现的时间而辨：月经病不仅仅是月经症状的异常出现，而且还伴有其他相关诸症，根据这些伴随症状的出现时间与月经来潮之间的关系来辨证，在月经前或月经刚刚来潮出现症状者，多属于实证；在月经后或经期末期出现者，多属于虚证；在平时就出现，到经期加重者，多为湿热蕴结或气滞血瘀。

（三）月经病的治疗原则与方法

1. 月经病的治疗总则：重在治本以调经。

调经即调理月经使之恢复正常，治本即消除病因。在论治过程中首先应注意辨别他病与经病的不同，若因他病引发经病，则当先治他病而后调经；若因经病而引发他病，则当先调经，经调则他病消失。其次还需要注意标本缓急，急则治标，缓则治本。另为，还要考虑不同年龄有不同的生理特点、体质的强弱等不同情况灵活运用。

2. 月经病的常用治法

月经病常用治法有：补肾、扶脾、疏肝、调理气血。

（1）补肾：肾为先天之本，主藏精气，是人体生长、发育、生殖的根本。"经水出诸肾"，肾气盛，天癸至，任通冲盛则经候如常。故肾为月经之本，经水之源。故调经之本在肾。补肾在于益先天之真阴，以填精养血为主，佐以助阳益气之品，使阳生阴长，精血俱旺，则月经自调。就是当淫邪致病的情况下，祛邪之后，也应以补肾为宜。

（2）扶脾：脾胃为后天之本，气血生化之源。主运化，统血。扶脾在于益气血之源，以健脾升阳为主。脾气健运，则统摄有权，生化有常，气血充盛，血海充盈，月经的期、量即可正常。

（3）疏肝：肝主藏血而司血海，肝宜调达而恶抑郁，以愉悦舒畅为顺，忧郁忿怒为逆。肝气条达，则血海宁静，经脉流畅，月事按时而下。因此古医家有："治经肝为先，疏肝经自调"的临床治验。

（4）调理气血：女子以血为本，月经则为血化，经行耗血，所以女子以血病为多。气为血之帅，血为气之母，气血相互滋生、相互为用，血病必累及气，气病也必累及血。在调理气血时当辨气病、血病，病在气者当治气，佐以理血；病在血者当治血，佐以理气。气顺血和，其病自愈。

月经病是女性常见病，变化多端，病证虚实寒热错杂，在以补肾为基础下，同时以健脾、疏肝兼调气血，全面掌握其治法，灵活运用，其病可速愈。

二、带下与妇产科疾病的关系

（一）带下的生理现象

带下是指女性在青春期而出现的白带，是女性青春期到来的标志之一，为女性的生理现象。女性在青春期开始，从阴道流出少量白色或透明无特殊气味的黏液，称为生理性白带。正常的生理性带下是人体正常的精液，是肾精下润之液，具有充养和濡润前阴空窍的作用，对妇女孕育有重要的作用。一般正常情况下，在青春期及育龄期呈现出与月经相关的周期性变化。更年期后，随着月经的终止而减少。

生理性白带在经间期氤氲之时，量稍增多。月经前期冲任血海将满之时，及妊娠期血聚冲任以养胎元之际，带下量可明显增多。其作用主要有润洁阴道。

（二）带下的病理现象

著名医家王孟英曾言："带下，女子生而即有，津津常润，本非病也。"这说明带下是女子一正常生理现象，但是当带下量、色、质、味等发生了异常的改变，就非正常了，由正常的生理带下变为了带下病了。

1. 带下病的病因病机

带下病的病机是湿邪流注下焦，伤及任带二脉，以致任脉失约，带脉不固，而发为带下。引起带下的原因主要是由脾虚运化失常，水湿内停；或郁而化热，湿热下注；或肾气不足，下元亏虚，任、带脉失于固约；或

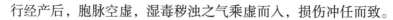

行经产后，胞脉空虚，湿毒秽浊之气乘虚而入，损伤冲任而致。

2. 带下病的辨证要点

带下辨证，首先在于辨别带下的量、色、质、气味及伴随的症状、舌脉来辨清虚、实、寒、热。一般而论，量多、色淡、质稀者，多属虚、属寒；量多、色黄、质稠、有臭秽者，多属实、属热；带下量多，色黄或赤白带下，质稠如脓，有臭味或腐臭难闻者，为热毒。具体来说，带下量多，色白质稠，如唾如涕，绵绵不断，多伴有面色萎黄，纳少便溏，精神疲倦者属脾虚；若是带下量多而质薄，清稀如水，常伴有腰膝酸软，四肢不温，小便频数或清长者属于肾虚；若白带量多质稠，色黄或黄白相兼，常有臭秽味，多伴有阴中瘙痒，小腹疼痛坠胀，小便赤热者为湿热，由此可以明确带下的病性。

带下的产生病理多为脾虚，因此带下病多为濡滑，濡脉主虚主湿，滑脉主痰。若脉濡数，多为脾虚湿热下注；若脉滑数或弦数，多属热属实，或痰湿为患，或肝经湿热下注；若脉沉迟，多属虚属寒，为下元不固；若脉虚细而数，则为虚热证。

（三）带下病的治疗原则与方法

带下病俱是湿证，因此治疗以祛湿为主。

祛湿是治疗带下证的要点，但在祛湿时要辨其寒热，分别采取温或清。因于寒湿者，当温阳扶脾以化湿；因于湿热者，当清热利湿。带下病虽然是湿邪为患，在治疗时不可一味地祛湿，因为带下则能耗伤人体的阴液，若一味地祛湿，则会导致进一步耗伤阴液的实际问题，所以治疗时应当合理的运用祛湿方法，或补脏祛湿，或扶正祛湿，或先祛湿清热、后补虚扶正。补脏重在脾肾。治湿，其治在脾，其次在肾。

带下病的常用治法

针灸治疗以任脉、带脉、足太阴经、足厥阴肝经穴为主。常用穴位有：带脉、关元、中极、三阴交、阴陵泉、肾俞、白环俞、蠡沟、曲泉、行间等。

脾虚者宜补脾健脾，宜运、宜升、宜燥，以助固摄及运化之力。

肾虚者宜补肾益精宜温，宜调补任、带二脉，加强约束之力。

湿热和热毒者宜清宜泻，以任、带、肝经穴位为主。

三、妊娠与妇产科疾病的关系

（一）妊娠的生理现象

成熟的女性能受孕也是一种自然的生理现象，当女子发育成熟后，就有月经的来潮，这就具备了孕育的功能。《灵枢·决气》言："两神相搏，合而成形。"《格致余论》说："父精母血，因感而合，精之施也，血能摄精成其子。"《女科正宗》曰："男精壮而女经调，有子之道也。"这说明胎孕则是由父精母血结合而成。受孕的机制在于肾气充盛，天癸成熟，冲任二脉功能正常，男女两精相合，就可以构成胎孕，故成熟的女子受孕则是一种生理现象。但当受孕之后，母体则会发生一系列的变化以适应胎儿生长发育的需要，故有一定的特殊生理现象。这些现象则是特殊时段特殊现象，是一种正常的生理变化。

妊娠之后，首先表现为月经停止来潮，这是因妊娠之后，脏腑、经络的阴血，下注冲任，以养胎元，故月经停止来潮。在妊娠初期，血聚于下，冲脉气盛，肝气上逆，胃气不降，故有些妊娠早期的女性可出现恶心呕吐、晨起轻微的头晕、饮食偏嗜等表现，这些现象称为早孕反应，若没有明显影响，则为正常的生理现象。在妊娠早期，因乳腺发育，孕妇可自觉乳房胀大。这些现象一般在妊娠3个月左右会自然消失。妊娠3个月后，白带稍增多，乳头、乳晕的颜色加深。妊娠4~5个月后，可挤出少量乳汁。

孕后子宫增大、变软，这是妊娠时的主要体征。早孕40天左右，就能扪及子宫增大变软，子宫颈呈紫蓝色。妊娠3个月末，可从腹部扪及增大的子宫。妊娠4~5个月，小腹逐渐膨隆，孕妇可自觉胎动。5个月后可在腹部听到胎心音。孕后6个月，子宫底部上升至脐上。由于胎儿渐大，容易阻滞气机，水道不利，可出现轻度肿胀。妊娠末期，由于胎儿先露部压迫膀胱、直肠，可见小便频数，大便秘结的变化，但是一般表现不严重，随着妊娠结束也就恢复正常。

（二）妊娠病理现象

女性一旦妊娠之后就成了特殊群体，就会出现以上系列生理性变化，则是正常的现象，若是已经造成了孕妇的明显不适，影响了孕妇的身体健康，或造成胎儿发育的影响，那就是病态了，凡是在妊娠期间发生与妊娠有关的疾病，就称为妊娠病。

1. 常见的妊娠病

妊娠疾病可分为三类：一是因孕而病；二是因病动胎；三是因孕加重痼疾。常见的妊娠疾病有妊娠恶阻、妊娠腹痛、胎漏、胎动不安、滑胎、堕胎、小产、死胎不下、胎萎不长、宫外孕、子烦、子肿、子晕、子痫、子悬、子满等。

2. 妊娠病的病因病机

妊娠类疾病的病因多为素体虚弱，气血不足，或外感六淫，或情志内伤，以及劳逸过度，房事不节，跌扑闪挫而致。

妊娠疾病发病机制有三：一是孕后阴血下注养胎，易致阴血偏虚，阳气偏盛；二是胎儿逐渐长大，胎体上升，影响气机的升降，形成气滞、气逆、痰郁等病理变化；三是因素体脾胃虚弱，生化之源不足，胎失所养或因先天肾气不足，胞失所系，以致胎元不固。

3. 妊娠病的辨证要点

诊断妊娠病首要的则是确诊已妊娠和妊娠的月份。当确诊妊娠后，再要明确所患的是哪种妊娠疾病，是因孕而病，是因病动胎，还是因孕加重痼疾，注重母体和胎儿双方的诊断。同时要分辨哪些是妊娠早期出现的疾病，哪些是妊娠晚期出现的疾病。

（三）妊娠病的治疗原则和方法

妊娠病的治疗总则：治病与安胎并举。

妊娠病的具体治法：首先要根据病情分清母病、胎病。因母病而致胎动不安，重在治病，病去则胎自安；因胎动不安而致母病者，重在安胎，胎安则病自愈。二是安胎之法以补肾健脾，清热养血为主。补肾则是固胎之本，使胎有所系；健脾乃益气血之源，则胎有所养，本固血足则胎自安。又孕后血聚养胎，阴血偏虚，阴虚生内热，热迫血不循经，或热扰胎元使胎动不安，清热养血使血能循经以养胎。三是胎元不正，胎堕难留或胎死腹中，则安之无益，宜速下胎以益母。

妊娠期是一个非常特殊时期，因此针灸治疗一定注意相关禁忌内容，注重补法，以肾经、脾经、任脉穴位为主。

四、产育与妇产科疾病的关系

（一）产育的生理现象

产育包括分娩、产褥、和哺乳三个阶段的内容，在每个阶段都会出现一系列的生理性变化，掌握这些生理性变化，可正确指导产妇的保健调理和疾病的诊断治疗。

1. 分娩的生理现象

当接近分娩发动或分娩已发动时，阴道有少量血性分泌物排出，俗称"见红"。产时出现腰腹阵阵作痛，小腹重坠逐渐加重，产门也随之开大至开全，阴户窘迫，胎儿、胎衣先后全部娩出，分娩结束，这是正常的分娩过程。正产即所谓的"瓜熟蒂落""水到渠成"。在《达生篇》中说"渐痛渐紧，一阵紧一阵，是正产，不必惊慌"。

2. 产褥期的生理现象

在产后 6 周内，称为产褥期。生理特点是多虚多瘀。由于分娩时用力、汗出和产创出血，损耗了阴液，阴血骤虚，阳气易浮，因此，在产后 1~2 日可出现微热、自汗等症状，如不伴有其他致病因素，一般于短时间内即可自然消失。

产后子宫逐渐恢复，常有轻微的小腹阵痛，哺乳时较明显，一般在产后 2~3 天自然缓解。分娩后子宫内遗留的瘀血浊液，通过阴道排出体外，称为恶露。恶露先是暗红色的血液，以后逐渐由深变浅，2 周后转为白色或淡黄色，量由多变少，一般在 3 周左右干净。

3. 哺乳期的生理现象

顺产者，产后半小时即可开始哺乳。新生儿吮吸乳头，可刺激乳房尽早泌乳，促进母体子宫收缩，减少产后出血。产后 1 周内分泌的乳汁，称为初乳，呈淡黄色，质较稠，含较多的蛋白质和免疫球蛋白，有助于提高新生儿的免疫力。

（二）产育期的病理现象

产育期疾病比较复杂，包括了产时病和产后病。产时病是指足月妊娠进入产程、在分娩过程中或娩出胎儿半小时后，发生与分娩有关的疾病。产后病是指产妇在新产后及产褥期内发生与分娩或产褥有关的疾病，称为

"产后病"。

1. 常见的产育期疾病

产育期常见的疾病有：难产、胞衣不下、产后血晕、产后痉证、产后腹痛、恶露不下、恶露不绝、产后发热、产后身痛、产后小便失禁、产后小便不通、产后大便难、产后缺乳、乳汁自出、产后自汗、盗汗等。

2. 产育期的病因病机

产时病的病因病机：可因先天不足或房事不节损伤肾气；或饮食无节、劳逸过度损伤脾气，气虚以致宫缩无力；或素性抑郁，精神紧张，或焦虑恐惧，致使气失调达、气机郁滞；或气滞血瘀、气机逆乱，导致宫缩无节律，缺乏应有的强度和频率，造成发生产时的异常。

产后病的病因病机：可归纳为三个方面：一是亡血伤津。由于分娩时用力、产时出汗和产伤出血，汗出伤津，致阴血骤虚，变生他病；二是瘀血内阻。产后元气亏虚，运血无力，产后余血浊液易生瘀滞，以致旧血阻于胞宫，甚或新血不归经，败血妄行；三是外感六淫或饮食房劳所伤。产后元气津血俱伤，腠理疏松，生活稍有不慎或调摄不当，均可致气血不调，营卫失和，脏腑功能失常，变生产后诸病。

3. 产育期的辨证要点

产育期的疾病诊断必须根据产后特殊的生理变化和病理特点，全面了解病人产前的身体情况（顺产、滞产、手术产、出血多少、有无创伤等），注意产后"三审"，即先审小腹痛与不痛，以辨恶露有无停滞；二审大便通与不通，以验津液之盛衰；三审乳汁的行与不行和饮食多少，以察胃气的强弱。同时还应结合产妇体质、症状、舌脉等，综合分析，明辨寒热虚实。找准致病之因、发病之源，作出合理的辨证与诊断。

（三）产育期疾病治疗原则和方法

其治疗原则应结合产妇的生理特点（产后亡血伤津、瘀血阻滞、多虚多瘀），本着"勿拘于产后、亦勿忘于产后"的治疗原则，据证求因、审因论治。

虚则补气养血为主，瘀则活血化瘀为法。掌握补虚不滞邪、助邪，化瘀兼以养血、不要伤正，消导要兼以扶脾，清热不可过猛；谨守病机，勿犯三禁（即禁大汗，以防亡阳；禁过强泻下，以防亡阴；禁过度通利小便，以防亡津液）。

第三章
特殊时期针灸注意事项

　　女性疾病复杂的一个重要原因与女性特殊生理现象有重要的关系，特别是月经期、孕期及哺乳期，在这 3 个时期女性的内分泌系统会发生明显系列变化，影响到身心，无论在体质、还是心理上都有不同的影响，所以临床中一直对此十分重视，在针灸临床中也一直备受关注，在穴位运用中都有关于相关的禁忌，但是这些内容都比较散乱，没有比较完善而系统的内容，尤其在月经期与哺乳期的针灸相关事宜记载较少，对此将女性这 3 个特殊时期的针灸注意细节作一个较为系统全面的探讨，可使针灸临床中能更有效更合理的治疗女性疾病。

一、月经期针灸注意事项

　　月经期是女性重要的生理期，每月都有一行，因此在针灸治疗时经常会遇到女性经期的到来，那么在经期期间到底能不能针灸呢？针灸时有没有需要特别注意的穴位？若在经期治疗应该注意哪些问题呢？下面就围绕这几个核心问题来逐一探讨一下关于月经期的针灸治疗注意事项。

　　在女性针灸注意事项中，历代皆重视孕期的针灸细节问题，而对经期的针灸注意事项谈及的甚少，因此在目前的临床中孕期能否针灸治疗说法不一，由此在经期针灸中经常会造成一些月经异常的问题。

　　能否在月经期针灸首先要看所治疗的疾病，若是调经及治疗痛经，以及某些危急重症，又恰逢月经来潮，为了救急，解除病人的痛苦，那么完全可以运用针灸治疗。若是调理其他疾病，患者在平时月经周期和经色、经量、经质都比较正常，那么在月经周期应当暂停针灸治疗，当月经期结束后再行针刺治疗。这是因为月经是女性的一种在大脑皮质主导下进行的复杂而又协调的生理现象，与神经系统、内分泌系统的关系密切。针灸对神经系统和内分泌系统有较强的干扰作用，所以在月经期运用针刺可能对正常的月经产生一定的不良影响。

针灸有很强的行气活血作用，有些穴位这种作用非常明显，如中极、归来、天枢、八髎、合谷、三阴交、昆仑、肩井等，当针刺这些穴位时，可促使盆腔充血，增强子宫收缩，会导致月经量多、月经提前，或形成崩漏等月经失调的情况。针刺时的针感非常明显，往往给患者造成局部肌肉紧张、血管收缩，局部血脉的收缩变化可以影响到全身，不利于月经经期经血的正常宣泄，往往会引起月经推后、经量减少，甚至闭经、痛经问题的产生。

由此可见，针灸会对月经这一生理现象产生一定的影响，因此在针灸治疗女性疾病时，应当注意经期这一特殊的生理现象，需要暂停治疗时应当避开经期，若是避免某些特殊穴位时也应当注意，若在经期需要针刺时，应当考到这一特殊现象，合理的运用。

二、孕期针灸注意事项

孕期这一特殊时期，是各种医学治疗手段中都非常重视的一个特殊时期，也是古往今来一直被重视的问题，在针灸方面记载也非常全面。在针灸学中规定，一旦妊娠后在小腹部就为禁针，在 3 个月以上者，上腹部及腰骶部的穴位就为禁针穴位。除了以上部位穴位的禁针，另为在四肢部还有许多禁针的穴位，如合谷、昆仑、三阴交、太冲、肩井、昆仑、至阴等穴，也是历代医籍记载孕妇禁针穴位。但是后代医家通过临床实践及西医学研究发现，在一些孕妇禁针的穴位中运用于孕妇，并没有引起不良的反应。如早在《针灸大成》中记载："泻三阴交、补合谷，胎应针而下。"在《铜人腧穴针灸图经》并有医案记载："昔有宋太子性善医术，出苑逢一怀妊娠妇人，太子诊曰，是一女也，令徐文伯亦诊之，此一男一女也。太子性急，欲剖视之。臣请诊之，泻三阴交，补与阳明合谷，应针而落，果如文伯之言，故妊娠不可刺也。"自此，二穴后人即列为孕妇禁针，至今也是教材中被列为孕妇禁针之穴。笔者曾把二穴配昆仑，或太冲用于针刺流产

7 例患者，均无效，所有胎儿均未超过 3 个月，以补合谷、泻三阴交、昆仑或泻太冲为用，治疗时间均在 1 周以上。

通过以上临床运用来看，针刺这些穴位所能导致流产的说法并不肯定，通过古代医案所看，这些穴位的运用均是在孕妇临产前的运用，临产前是足月分娩，属于正常生理现象，就像果熟蒂落一样，穴位具有双向调节作用，所以当临产前针刺就能起到催产的作用。妊娠属于正常的生理现象，当还未达到产前标准时，刺激这些穴位可能会对子宫的收缩产生一定的影响，但也不会导致流产的结果，这就是穴位对机体原有功能状态起到良好的双向调整作用的结果，机体功能状态是针灸治疗发生作用的前提，所以在机体不同状态下穴位能够起到顺应的调节功效。现代针灸临床应该加大对这些穴位的进一步深入研究，明确这些穴位的作用原理，能更合理地运用到临床，更有效的发挥好这些穴位的作用。

对于小腹部及腰骶部的穴位，临床运用的确应当注意，因为局部的穴位能够直接刺激局部的气血，而使的子宫发生较强的刺激，所以孕妇不管在任何时段均应慎用小腹部及腰骶部的穴位。就是四肢部的穴位运用也应谨慎，因为怀孕后就是一个特殊的群体，机体更加敏感，身体相对变得虚弱，此时如果施以较强的刺激，必然会对机体产生一定的影响，所以对针刺敏感的穴位运用应当慎重，在针刺时应当弱刺激，用细针，留针时间相对短一些，每次治疗尽量少用穴，中病即止，这是孕妇在针刺时必须注意的细节。通过笔者长期临床看，在孕期针灸是医学治疗中值得推广发展的一个优势方法，针灸首先没有药物的不良现象，对身体刺激性小，对胎儿生长发育几乎没有影响，并且治疗疾病作用迅速，所以进一步研究穴位在孕期的影响有积极而现实的意义。

三、哺乳期针灸注意事项

哺乳期也是女性一个特殊时期，在哺乳期用药也较为棘手，这是因为药物吸收后会影响到乳汁，婴儿吃奶就会受到影响，或者药物对乳汁的分泌有影响，因此在哺乳期用药也极为慎重。在哺乳期从事针灸治疗就没有药物影响的副作用，那么针灸能不能影响乳汁的分泌呢？作为针灸师这一点应该必须明确，有些穴位确能导致乳汁减少，甚或导致完全回乳，因此在哺乳期这些穴位就应列为禁忌。目前比较明确的穴位有光明穴、足临泣，二穴对乳汁分泌起到抑制的作用。其他穴位能不能导致乳汁的减少呢？目前尚没有得到确切的验证，应该进一步加大研究，防止在哺乳期用针所带来的乳汁分泌影响，能合理有效的用好每个穴位，加大在哺乳期针灸临床治疗。

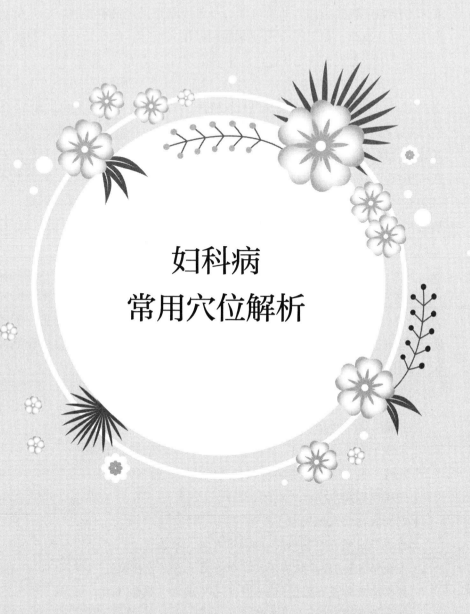

妇科病
常用穴位解析

妇产科疾病有着自身特殊性，临床用穴也有自身的规律性，自古针灸临床治疗妇产科疾病用穴非常鲜明，一是所选用的经脉有规律，二是所选用的穴位有规律，如果能合理地掌握用经用穴规律，临床治疗妇产科疾病则有事半功倍之效。首先从古代医籍治疗探析用穴规律，在治疗用穴来看，《针灸甲乙经》载9条经脉48个经穴，《千金方》载用腧穴56个（含经外奇穴18个），《针灸资生经》载11条经脉69个经穴，《针灸大成》载14条经脉81个经穴，至清代所用腧穴已发展到131个，遍及十四经脉，主要以任脉、肾经、脾经、胃经、膀胱经、肝经为常用。在近代针灸史上治疗妇产科疾病用穴是在以上古代用穴基础上有所变化，现代针灸临床治疗妇产科疾病用穴有以下规律：一般主要从任脉、脾经、膀胱经、胃经用穴；一般必用三阴交；临床以特定穴为主，常以五输穴（如井穴中至阴、隐白、大敦、涌泉等，合穴中足三里、阴陵泉、阴谷、曲泉等）、俞募穴（如中极、关元、肾俞、脾俞）、交会穴（如奇经与足三阴经之交会穴、八脉交会穴）为常用；从取穴部位来看以下肢、小腹部、腰骶部穴位（以循经取穴为主）为常用，配穴以远近结合为主；若单穴用方以远端穴位为主。下面所选用的妇产科常用穴就是根据古代医家与现代医家所用经验，结合笔者长期临床治验确定的常用妇产科用穴，以供同道临床参考。

1. 合谷

[归属] 属于手阳明大肠。为本经原穴

[定位] 在手背，第1、2掌骨间，第2掌骨桡侧的中点处。

[穴性] 疏风解表，清热息风，通经止痛，益气固脱。

[妇科病运用] 痛经，经闭，滞产。

[妇科病古代文献摘录]

《西方子明堂灸经》：妇人妊娠不可刺，损胎气。

《千金翼方》：产后脉绝不还，针合谷三分，急补之。

《铜人腧穴针灸图经》：妇人妊娠不可刺之，损胎气。

《杂病穴法歌》：妇人通经泻合谷。

2. 屋翳

[归属] 属于足阳明胃经。

[定位] 在胸部，第2肋间隙，前正中线旁开4寸。

[穴性] 宽胸理气，化痰止咳，活络通乳。

[妇科病运用] 乳腺疾病，尤其乳腺炎。

[妇科病古代文献摘录]

《循经考穴编》：主气逆噎塞，乳中疼痛。

3. 膺窗

[归属] 属于足阳明胃经。

[定位] 在胸部，第 3 肋间隙，前正中线旁开 4 寸。

[穴性] 理气行滞，止咳平喘，活络通乳。

[妇科病运用] 乳腺疾病，对乳腺疾病有广泛的作用。

[妇科病古代文献摘录]

《备急千金要方》：主乳痈，寒热，短气卧不安。

《外台秘要》：胸满痈肿，乳痈，寒热，短气卧不得安也。

《类经图翼》：胸满气短不得卧，肠鸣注泄，乳痈寒热。

4. 乳根

[归属] 属于足阳明胃经。

[定位] 在胸部，第 5 肋间隙，前正中线旁开 4 寸。

[穴性] 宽胸理气，活络通乳。

[妇科病运用] 乳腺疾病，对乳腺疾病有广泛的作用。

[妇科病古代文献摘录]

《针灸甲乙经》：胸下满痛，膺肿。乳痈凄索寒热不可按。

《针灸大成》：乳痛，乳痈，凄凄寒热，痛不可按。

《席弘赋》：但向乳根二肋间，又治妇人生产难。

《类经图翼》：一传治胎衣不下。

《医宗金鉴·刺灸法要诀》：膺肿乳痈，灸乳根。

5. 天枢

[归属] 属于足阳明胃经。为大肠之募穴。

[定位] 在腹部，横平脐中，前正中线旁开 2 寸。

[穴性] 和胃调肠，调理冲任。

[妇科病运用] 月经不调（尤其是闭经），痛经及带下。

[妇科病古代文献摘录]

《针灸甲乙经》：女子胞中痛，月水不以时休止，天枢主之。

《铜人腧穴针灸图经》：女子月事不时，血结成块，肠鸣，腹痛，不嗜食。

《针灸大成》：夫人女子癥瘕，血结成块，漏下赤白，月事不时，月水不调。

《百症赋》：月潮违限，天枢、水泉。

6. 水道

[归属] 属于足阳明胃经。

[定位] 在下腹部，脐中下 3 寸，前正中线旁开 2 寸。

[穴性] 通调水道，调理冲任。

[妇科病运用] 痛经，月经不调，带下，不孕等冲任失调之疾。

[妇科病古代文献摘录]

《针灸甲乙经》：三焦约，大小便不通，小腹胀满，痛引阴中，月水至则腰脊痛，胞中瘕，子门有寒引髋髀，水道主之。

《备急千金要方》：少腹胀满痛引阴中，月水至则腰背痛，胞中瘕，子门寒，大小便不通：刺水道二寸半，灸五壮。

《千金翼方》：妊胎不成，若堕胎腹痛，漏胞见赤。子死腹中及难产。子藏闭塞不受精。胞衣不出，或腹中积聚。

《针灸大成》：主腰背强急，膀胱有寒，三焦结热，妇人小腹胀满，痛引阴中，胞中瘕，子门寒，大小便不通。

7. 归来

[归属] 属于足阳明胃经。

[定位] 在下腹部，脐中下 4 寸，前正中线旁开 2 寸。

[穴性] 理气活血，温中散寒，健脾益气。

[妇科病运用] 本穴是妇科病的常用重要穴位，可用于气滞血瘀、寒邪凝滞及脾虚气陷而致的月经不调，阴冷肿痛，痛经，经闭，带下，阴挺，乳癖等多种妇科病。

[妇科病古代文献摘录]

《针灸甲乙经》：女子阴中寒。

《备急千金要方》：主妇人阴冷肿痛。

《西方子明堂灸经》奔豚，卵上入腹引茎痛，七疝，妇人血脏积冷。

《千金翼方》：阴冷肿痛，灸归来共十壮，三报之。

《针灸大成》：小腹奔豚，卵上入腹，阴茎中痛，七疝，妇人血脏积冷。

8. 气冲

[归属] 属于足阳明胃经。

[定位] 在腹股沟区，耻骨联合上缘，前正中线旁开 2 寸，动脉搏动处。

[穴性] 疏肝理气，调理下焦，行气活血。

[妇科病运用] 本穴也是妇科疾病常用穴，常用于肝气郁结、气滞血瘀及冲任不调而致的月经不调，痛经，恶露不下，不孕，阴肿等诸病。

[妇科病古代文献摘录]

《针灸甲乙经》：妇人无子及少腹痛，刺气冲主之。

《备急千金要方》：月水不利，或暴闭塞，腹胀满，癥，淫泺，身热，乳难，子上抢心，若胞不出，众气尽乱，腹中绞痛，不得反息。正仰卧，屈一膝伸一膝，并气冲针上入三寸，气至泻之。

《太平圣惠方》：亦主妇人月水不通，无子。

《针灸大成》：妇人无子，小腹痛，月水不利，妊娠子上冲心，产难，胞衣不出。

9. 梁丘

[归属] 属于足阳明胃经。为本经的郄穴。

[定位] 在股前区，髌底上 2 寸，股外侧肌与股直肌肌腱之间。

[穴性] 消食导滞，和胃止痛，疏经通络。

[妇科病运用] 可用于乳痈及乳痛的治疗。

[妇科病古代文献摘录]

《针灸甲乙经》：大惊，乳痛，梁丘主之。

《针灸资生经》：乳肿，梁丘、地五会。

《外台秘要》：主大惊，乳痛。

《铜人腧穴针灸图经》：治大惊，乳痛。

10. 足三里

[归属] 属于足阳明胃经，为本经的合穴、胃腑的下合穴。

[定位] 在小腿外侧，犊鼻穴下 3 寸，胫骨前嵴外 1 横指处，犊鼻与解溪连线上。

[穴性] 扶正培元，益气生血，调理脾胃，行气导滞，疏经通络。

［妇科病运用］用于一切气血不足而致的虚证，如产后血晕，崩漏，月经不调等气血亏虚之证。

［妇科病古代文献摘录］

《杂病穴法歌》：催产：灸足三里、至阴。

《针灸甲乙经》：乳痈有热。

《针经摘英集》：产妇血晕不省事。妇人经脉不通。

《针灸大成》：产妇血晕不省人事。

11. 丰隆

［归属］属于足阳明胃经。为本经络穴。

［定位］在小腿外侧，外踝尖上 8 寸，胫骨前嵴外缘，条口旁开 1 寸。

［穴性］祛湿化痰，健脾和胃，疏经通络。

［妇科病运用］凡因痰而致的诸疾，如带下、阴痒等。

12. 隐白

［归属］属于足太阴脾经。为本经之井穴。

［定位］在足趾，大趾末节内侧，趾甲根角侧后方 0.1 寸。

［穴性］益气摄血，和胃降逆，开窍醒神。

［妇科病运用］可用于脾虚统血无力而致的月经过多，崩漏，尿血等诸病症。

［妇科病古代文献摘录］

《铜人腧穴针灸图经》：妇人月事过时不止。

《扁鹊神应针灸玉龙经》：治腹胀，喘吐，血衄，肠滑食不化，月经不止，血崩。

《针灸大成》：妇人月事过时不止，小儿客忤，慢惊风。

13. 三阴交

［归属］属于足太阴脾经。

［定位］在小腿内侧，内踝尖上 3 寸，胫骨内侧缘后际。

［穴性］养血活血，健脾利湿，滋补肝肾，疏经通络。

［妇科病运用］本穴则为妇科病之要穴，运用十分广泛，临床有妇科病"第一穴"之称。可用于气血亏虚及气滞血瘀而致的痛经，产后血晕，滞产，恶露不尽诸病症；也常用于肝肾亏虚、冲任失调而致的月经不调，经

闭，带下，阴挺，不孕等病症。

[妇科病古代文献摘录]

《备急千金要方》：妇人漏下赤白；产难，月水不禁，横生胎动。妇人下血泻痢，赤白漏下。

《千金翼方》：难产，痔漏。月水不禁，胎动。

《铜人腧穴针灸图经》：女子漏下不止。

《丹溪心法》：妇人经脉不通，已有寒热，三阴交三分立效，如疼时经脉要通也。

《针灸聚英》：月水不止，妊娠胎动，横生，产后恶露不行，去血过多。血崩晕不省人事，如经脉闭塞不通，泻之立通，经脉虚耗不行者补之，经脉益盛则通。

《胜玉歌》：下胎衣。

《针方六集》：呵欠，女人赤白带下，经事不调，胎衣不下，难产。

《类经图翼》：凡女人产难月水不禁，赤白带下，先泻后补。

《杂病穴法歌》：呕噎、死胎。

《医宗金鉴》：月经不调，久不成孕赤白带下淋漓。

《针灸逢源》：女人赤白带下，月水不调，经脉闭塞泻之立通。

14. 地机

[归属] 属于足太阴脾经，为本经之郄穴。

[定位] 在小腿内侧，阴陵泉下 3 寸，胫骨内侧缘后际。

[穴性] 活血化瘀，健脾益气，疏经通络。

[妇科病运用] 本穴也是妇科病的重要穴位，可用于气血瘀阻及血不归经而致的痛经，月经不调，经早，经闭，崩漏，恶露不下及恶露不绝等诸症。

[妇科病古代文献摘录]

《铜人腧穴针灸图经》：女子血瘕，按之如汤股内至膝。

《百症赋》：经事改常，地机、血海。

《古今医统大全》：主腰痛不可俯仰，溏泄，腹胀、水肿，小便不利，女子癥瘕。

《类经图翼》：主治……小便不利，足痹痛，女子血瘕。

15. 阴陵泉

[归属] 属于足太阴脾经，为本经之合穴。

[定位] 在小腿内侧，胫骨内侧髁下缘与胫骨内侧缘之间的凹陷中。

[穴性] 健脾利湿，疏经通络。

[妇科病运用] 可用于湿热下注而致的阴痛，带下，小便不利等诸症。

[妇科病古代文献摘录]

《针灸甲乙经》：妇人阴肿痛，少腹坚急痛，阴陵泉主之。

《备急千金要方》：主胸中热暴泻，疝瘕，飧泻，阴中痛，小腹痛坚急重，下湿不嗜食。

《医心方》：主女子疝瘕，腹中盛水胀逆，腰痛，癃，尿黄，不嗜食。

《医学入门》：又治遗尿，失禁，气淋，妇人瘕痕。

16. 血海

[归属] 属于足太阴脾经。

[定位] 在股前区，髌底内侧端上 2 寸，股内侧肌隆起处。

[穴性] 清热凉血，行气活血，疏经通络。

[妇科病运用] 本穴是妇科病要穴之一，临床用之较多，可用于血热、血瘀而致的痛经，月经不调，闭经，崩漏等病证。

[妇科病古代文献摘录]

《针灸甲乙经》：妇人漏下，若血闭不通，逆气胀，血海主之。

《外台秘要》：主妇人漏下恶血，月闭不通，逆气腹胀。

《备急千金要方》：漏下，若血闭不通，逆气胀，刺血海五分。

《针灸资生经》：月经不调，血海、带脉。

《针灸大成》：崩漏不止，血海主之。

《百症赋》：妇人经事改常，地机、血海。

《针灸聚英》：主气逆腹胀，女子漏下恶血，月事不调。

《古今医统大全》：主女子崩中漏下不止，月事不调，带下。

17. 冲门

[归属] 属于足太阴脾经。

[定位] 在腹股沟区，腹股沟斜纹中，髂外动脉搏动处的外侧。

[穴性] 理气行滞，益气举陷。

［妇科病运用］可用于中气不足、气虚下陷而致的崩漏、带下、阴挺等症。

［妇科病古代文献摘录］

《备急千金要方》：乳难。子上冲心，阴疝，刺冲门入七分，灸五壮。

《百症赋》：带下产崩，冲门、气冲。

《古今医统大全》：主治腹中寒，积聚，阴疝，妊娠冲心。

《针灸大成》：妇人乳难，妊娠子冲心不得息。

18. 少泽

［归属］属于手太阳小肠经。为本经之井穴。

［定位］在小指末节尺侧，指甲根角侧上方 0.1 寸。

［穴性］开窍泻热，活络通乳。

［妇科病运用］本穴是乳腺疾病之特异性穴位，常用于气滞血瘀或气血亏虚而致的乳汁不通，乳少，乳痈等乳房疾病。

［妇科病古代文献摘录］

《千金翼方》：妇人无乳，少泽、液门、天井。

《针灸大全》：胸前两乳红肿痛，少泽、列缺、大陵、膻中。

《玉龙赋》：乳肿，少泽、太阳。

《针灸大成》：妇人无乳，膻中、少泽、合谷。

19. 天宗

［归属］属于手太阳小肠经。

［定位］在肩胛区，肩胛冈中点与肩胛骨下角连线上 1/3 与下 2/3 交点凹陷中。

［穴性］散风舒筋，行气宽胸。

［妇科病运用］常用于乳腺疾病的治疗，尤其是乳腺炎。

20. 膈俞

［归属］属于足太阳膀胱经。为八会之血会。

［定位］在脊柱区，第 7 胸椎棘突下，后正中线旁开 1.5 寸。

［穴性］活血止血，补血养血，宽胸利膈，和胃降逆。

［妇科病运用］可用于因血瘀证、出血证、血虚证而致的月经不调、痛经、闭经、崩漏等各种血证。

［妇科病古代文献摘录］

《类经图翼》：诸血病。

《循经考穴编》：主诸血证妄行，及产后败血冲心骨蒸咳逆，自汗盗汗。

《针灸精粹》：统理全身之血。

21. 肝俞

［归属］属于足太阳膀胱经。为肝之背俞穴。

［定位］在脊柱区，第9胸椎棘突下，后正中线旁开1.5寸。

［穴性］疏肝利胆，清热利湿，平肝潜阳，补益肝血，养血明目。

［妇科病运用］可用于肝气郁结及肝血亏虚而致的妇科诸疾。

22. 脾俞

［归属］属于足太阳膀胱经。为脾之背俞穴。

［定位］在脊柱区，第11胸椎棘突下，后正中线旁开1.5寸。

［穴性］健脾和胃，益气养血，化湿通络。

［妇科病运用］常用于脾不统血而致的崩漏、月经过多及脾虚血少而致的乳少，月经量少，经闭等病证。

［妇科病古代文献摘录］

《备急千金要方》：治转胞、小便不得、虚劳、尿血、白浊。

23. 肾俞

［归属］属于足太阳膀胱经。为肾之背俞穴。

［定位］在脊柱区，第2腰椎棘突下，后正中线旁开1.5寸。

［穴性］补肾固精，益水壮火，通利腰脊。

［妇科病运用］用于肾气亏虚而致的月经不调，带下，闭经，痛经，不孕等妇科诸疾。

［妇科病古代文献摘录］

《针方六集》：主肾脏虚寒腰疼……。妇人赤白带下，月经不调，下元虚损，于户中寒。

《医学入门》：主诸虚，女人无子，及耳聋，吐血，腰痛，女劳疸，妇人赤白带下。

《循经考穴编》：治女人经病带漏，子宫久冷，梁经交接羸瘦，寒热。

《医宗金鉴》：下元诸虚，精冷无子，及耳聋吐血、腰痛、女劳疸、妇人赤白带下。

《针灸逢源》：治虚劳，羸瘦，耳聋，腰痛，梦遗，滑精，脚膝挛急，妇人赤白带下。

24. 小肠俞

[归属] 属于足太阳膀胱经。为小肠之背俞穴。

[定位] 在骶部，横平第1骶后孔，骶正中嵴旁开1.5寸。

[穴性] 清热利湿，清泻小肠。

[妇科病运用] 可用于下焦湿热而致的带下、阴痒之病证。

[妇科病古代文献摘录]

《备急千金要方》：腰脊痛，小便不利，带下。

《铜人腧穴针灸图经》：五痔疼痛，妇人带下。

《针灸聚英》：主膀胱三焦津液少……消渴，口干不可忍，女人带下。

25. 白环俞

[归属] 属于足太阳膀胱经。

[定位] 在骶部，横平第4骶后孔，骶正中嵴旁开1.5寸。

[穴性] 清利湿热，强健腰膝。

[妇科病运用] 用于湿热下注而致的赤白带下，痛经，月经不调等病证。

[妇科病古代文献摘录]

《巢氏病源》：主男则遗沥，女则月经不调。

26. 上髎

[归属] 属于足太阳膀胱经。

[定位] 在骶部，正对第1骶后孔中。

[穴性] 调经止带，强筋健骨。

[妇科病运用] 可用于月经不调，阴挺，赤白带下，痛经等病证。

[妇科病古代文献摘录]

《针灸甲乙经》：女子绝子，阴挺出不禁，白沥。

《铜人腧穴针灸图经》：治腰膝冷痛，呕逆，鼻衄，寒热虐，妇人绝嗣，阴挺出不禁。

《针灸大成》：主大小便不利，呕逆，膝冷痛，鼻衄，寒热疟，阴挺出，妇人白沥,绝嗣。

《类经图翼》:治妇人阴中痒痛,赤白带下。

27. 次髎

[归属]属于足太阳膀胱经。

[定位]在骶部,正对第2骶后孔中。

[穴性]调理冲任,通调二便,疏经通络。

[妇科病运用]本穴是妇科病常用要穴,治疗较为广泛,常用于月经不调,痛经,带下,滞产,不孕等多种妇科疾病。

[妇科病古代文献摘录]

《针灸甲乙经》:女子赤白沥,心下积胀,次髎主之。

《针灸资生经》:绝子取次髎、商丘。

《外台秘要》:主腰痛快快然不可俯仰……女子赤白沥,心下积胀。

《古今医统大全》:主治大小便不利,腰痛,足清,疝气下坠,肠鸣,泄泻,白带。

《针灸大成》:小便赤淋……妇人赤白带下。

28. 中髎

[归属]属于足太阳膀胱经。

[定位]在骶部,正对第3骶后孔中。

[穴性]清热利湿,通络止痛。

[妇科病运用]可用于月经不调,赤白带下之妇科疾病。

[妇科病古代文献摘录]

《针灸甲乙经》:女子赤淫时白,气癃,月事少。

《铜人腧穴针灸图经》:治丈夫五痨七伤……妇人绝子,带下,月事不调。

《针灸大成》:主大小便不利……妇人带下,月事不调。

29. 下髎

[归属]属于足太阳膀胱经。

[定位]在骶部,正对第4骶后孔中。

[穴性]调肠通便,舒筋活络。

[妇科病运用]可用于赤白带下,痛经,崩漏等病证。

［妇科病古代文献摘录］

《针灸甲乙经》：女子下苍汁不禁，赤沥，阴中痒痛，引少腹控䏚，不可俯仰。

《医心方》：女子阴中痒痛，肠鸣泄注。

《铜人腧穴针灸图经》：治腰痛不得转侧，女子下苍汁不禁，阴中痛引少腹急痛，大便下血，寒湿内伤。

《针灸聚英》主大小便不利……女子下苍汁不禁，阴中痛引小腹急痛。

30. 志室

［归属］属于足太阳膀胱经。

［定位］在腰区，第 2 腰椎棘突下，后正中线旁开 3 寸。

［穴性］补益肾气，通络壮腰。

［妇科病运用］可运用肾气亏虚而致的月经不调及不孕症等。

［妇科病古代文献摘录］

《铜人腧穴针灸图经》：腹中坚急，阴痛下肿。

《太平圣惠方》：主腰脊痛急，食不消，腹中坚急，阴痛下肿。

《针灸大成》：主阴肿阴痛，背痛……

31. 至阴

［归属］属于足太阳膀胱经。为本经之井穴。

［定位］在足趾，小趾末节外侧，指甲根角侧后方 0.1 寸。

［穴性］调和气血，清热通络。

［妇科病运用］本穴在妇科病中有一特效作用，是治疗胎位不正之特效穴，还常用于难产、胞衣不下诸症。

［妇科病古代文献摘录］

《类经图翼》：遍身痒痛之疾，妇人寒证。

《杂病穴法歌》：催生，足三里、至阴。

《针灸集成》：胞衣不下，足小趾尖三壮、中极、肩井。

32. 然谷

［归属］属于足少阴肾经。为本经之荥穴。

［定位］在足内侧，足舟骨粗隆下方，赤白肉际处。

［穴性］滋阴补肾，清热利湿，通络止痛。

[妇科病运用] 可用于肾阴虚而致的月经不调及湿热下注而致的阴痒。

[妇科病古代文献摘录]

《备急千金要方》：妇人绝子，灸然谷五十壮。

《千金翼方》：绝子，灸然谷五十壮。

《医心方》：主不嗜食……女子不孕，男子精溢黄疸。

33. 太溪

[归属] 属于足少阴肾经。为本经之原穴。

[定位] 在踝区，内踝尖与跟腱之间凹陷中。

[穴性] 滋阴补肾，通络止痛。

[妇科病运用] 本穴是肾之原穴，为补肾之要穴，尤善滋补肾阴，因肾主生殖，与妇科病密切相关，可用于肾精亏虚、肾气不足而致的月经不调，痛经，闭经，不孕等病证。

[妇科病古代文献摘录]

《黄帝明堂经》：胞中有大疝瘕积聚，与阴相引而痛……

《脉经》：苦冷逆，妇人月事不调，三月则闭，男子失精，尿有余沥。刺足少阴之阴，在内踝下动脉。

34. 水泉

[归属] 属于足少阴肾经。为本经之郄穴。

[定位] 在跟区，太溪直下 1 寸，跟骨结节内侧凹陷中。

[穴性] 活血调经，通利小便，舒筋活络。

[妇科病运用] 水泉为肾经之郄穴，阴经之郄穴善调血证，临床可用于肾气亏虚及气滞血瘀而致的月经不调，痛经，经闭，阴挺等妇科诸证。

[妇科病古代文献摘录]

《针灸甲乙经》：月水不来而多闭，心下痛……。

《备急千金要方》：阴暴出，淋漏，月水不来而多闭，心下痛。

《针灸大成》：治月事不来，来即多，心下闷痛……。

《循经考穴编》：主目不能远视，女子月事不来，来即心下痛，腹痛，阴挺，淋沥，若踝骨痛宜弹针出血。

35. 照海

[归属] 属于足少阴肾经。为八脉交会穴之一，通阴跷脉。

［定位］在踝区，内踝尖下1寸，内踝下缘边际凹陷中。

［穴性］滋阴补肾，调理跷脉。

［妇科病运用］可用于肾阴亏虚而致的月经不调，赤白带下，阴挺，阴痒等证。

［妇科病古代文献摘录］

《素问》：妇人漏下赤白，四肢瘦削。

《针灸甲乙经》：女子不下月水。妇人挺出，四肢淫泺，身闷。

《备急千金要方》：女人漏下赤白，四肢酸削，阴挺下血，阴中肿或痒，漉清汁若葵汁，女子不下月水，痹，惊善悲不乐，如堕坠，汗不出。

《外台秘要》：阴暴起，疝，女子不下月，妇人淋沥，阴挺出，四肢淫泺，心闷……

《太平圣惠方》：女子不下月水。

《铜人腧穴针灸图经》：治嗌干……女子淋沥，阴挺出。

《扁鹊神应针灸玉龙经》：伤寒发热……女人产后血晕，经水不调。

《针灸资生经》：妇人阴挺，曲泉、水泉、照海。

《杂病穴法歌》：下胞衣，照海，内关。

《循经考穴编》：阴挺生疮。

36. 交信

［归属］属于足少阴肾经。为阴跷脉之郄穴。

［定位］在小腿内侧，在内踝尖上2寸，胫骨前缘。

［穴性］调冲止血，清热除烦。

［妇科病运用］本穴为阴跷之郄穴，阴经之郄穴善调血证，本穴又为肾经之穴，肾主生殖，故本穴对妇科病有较好的疗效，常用于冲任失调而致的崩漏，月经不调，阴挺及湿热下注而致的带下，阴痒等证。

［妇科病古代文献摘录］

《备急千金要方》：泄痢赤白，漏血，主气淋。

《铜人腧穴针灸图经》：治女子漏血不止。

《针灸大成》：大小便难，淋，女子漏血不止，阴挺出，月水不来，小腹偏痛，四肢淫泺，盗汗出。

《类经图翼》：主治五淋，阴疝急，泄痢赤白，大小便难，女子漏血不止，阴挺，月事不调，小腹痛，盗汗。

《针灸资生经》：月经不调：交信、阴包。

《百症赋》：女子少气漏血，不无交信合阳。

37. 阴谷

[归属] 属于足少阴肾经。为本经之合穴。

[定位] 在膝后区，腘横纹上，半腱肌肌腱外侧缘。

[穴性] 清热利湿，补肾培元。

[妇科病运用] 可用于湿热下注而致的白带过多，阴痛，阴痒；也常用于肾精亏虚而致的月经不调，崩漏等证。

[妇科病古代文献摘录]

《针灸甲乙经》：妇人漏血，腹胀满不得息，小便黄。

《外台秘要》：舌纵涎下……妇人漏血，腹胀满不得息，小便黄，男子如蛊，女子如阻，寒热，腹偏肿。

《铜人腧穴针灸图经》：治膝痛如离不得屈伸……妇人漏血不止，腹胀满不得息，小便黄，男子如蛊，女子如妊娠。

《西方子明堂灸经》：主舌下肿，及股内廉痛，妇人漏下，心腹胀满，不得息，小便黄，男子如蛊。

《扁鹊神应针灸玉龙经》：治伤寒小便不通，腹疼，漏下赤白，小便黄赤。

《奇经八脉考》：阴囊湿痒，带漏不止。

38. 大赫

[归属] 属于足少阴肾经。

[定位] 在下腹部，脐中下 4 寸，前正中线旁开 0.5 寸。

[穴性] 大补肾气，调理冲任。

[妇科病运用] 可用于肾气不足及冲任失调而致的阴挺，月经不调，痛经，带下，不孕等证，尤对不孕症极具特效。

[妇科病古代文献摘录]

《针灸甲乙经》：男子精溢，阴上缩。女子赤淫。

《备急千金要方》：主胞下垂注阴下脱。

《铜人腧穴针灸图经》：治男子阴器结缩，女子赤带。

《针灸大成》：茎中痛，目赤痛从内眦始，妇人赤带。

《针方六集》：女子赤白带下。

《医学入门》：大赫主女子赤淫。

39. 气穴

［归属］属于足少阴肾经。

［定位］在下腹部，脐中下 3 寸，前正中线旁开 0.5 寸。

［穴性］补益肾气，调理冲任。

［妇科病运用］可用于肾气亏虚、冲任失调而致的月经不调，崩漏，带下，不孕等证。

［妇科病古代文献摘录］

《针灸大成》：月水不通，奔豚，泄气上下引腹脊痛，气穴主之。

《备急千金要方》：月事不调，泄气上下引腰脊痛，刺入穴入一寸，灸五壮。

《千金翼方》：胞衣不出，腹中积聚，子死腹中，难产。

《外台秘要》：月水不通，奔气上下，引腰脊痛。

《铜人腧穴针灸图经》：治月事不调，泄痢不止，奔气上下引腰脊痛。

《针灸大成》：主奔豚气上下引脊痛，泻痢不止，目赤痛从内眦始，妇人月事不调。

40. 四满

［归属］属于足少阴肾经。

［定位］在下腹部，脐中下 2 寸，前正中线旁开 0.5 寸。

［穴性］活血化瘀，补肾益气，理气行滞。

［妇科病运用］用于气滞血瘀或肾气亏虚而致的月经不调，崩漏，带下，恶露不绝，不孕等病证。

［妇科病古代文献摘录］

《针灸甲乙经》：脐下积疝瘕，胞中有血，四满主之。

《千金翼方》：四满主月水不利，奔豚上下并无子，灸三十壮。

《古今医统大全》：主治积聚疝瘕，奔豚脐下痛，女人月经不调。

41. 中注

［归属］属于足少阴肾经。

［定位］在下腹部，脐中下 1 寸，前正中线旁开 0.5 寸。

［穴性］活血调经，调理肠胃。

[妇科病运用]可用于血瘀阻滞而致的月经不调，痛经之病证。

[妇科病古代文献摘录]

《针灸聚英》：目内眦痛，女子月事不调。

《古今医统大全》：主治小腹热，大便坚燥，腰脊痛，目内眦痛，女子月事不调。

《针灸逢源》：治小腹热，大便坚燥，女子月事不调。

42. 石关

[归属]属于足少阴肾经。

[定位]在上腹部，脐中上 3 寸，前正中线旁开 0.5 寸。

[穴性]调理肠胃，活血通胞。

[妇科病运用]可用于寒凝胞宫、瘀血内阻而致的痛经，月经不调，不孕诸证。

[妇科病古代文献摘录]

《外台秘要》：主痉脊强……妇人子脏中有恶血，内逆满痛。

《太平圣惠方》：主多唾呕沫，大便难，妇人无子，脏有恶血，腹厥痛，绞痛不可忍也。

《针灸聚英》：主哕噫……妇人子脏有恶血，血上冲腹，痛不可忍。

《医心方》：妇人子脏有恶血，内逆满痛，石关主之。

《循经考穴编》：主呕逆……妇人子脏有恶血上冲腹痛，男子气淋，小便不清。

43. 阴都

[归属]属于足少阴肾经。

[定位]在上腹部，脐中上 4 寸，前正中线旁开 0.5 寸。

[穴性]调理肠胃，温阳散寒。

[妇科病运用]可用于宫寒不孕证的治疗。

[妇科病古代文献摘录]

《西方子明堂灸经》：主多唾，呕沫，大便难，及妇人无子，脏有恶血，腹厥痛，绞刺不可忍及身热疟病。

44. 带脉

[归属]属于足少阳胆经。

［定位］在侧腹部，第 11 肋骨游离端垂线与脐水平线的交点上。

［穴性］清热利湿，调经止带。

［妇科病运用］本穴是治疗带下病证之要穴，在临床中常用于湿热下注及气虚血瘀而致的带下，月经不调，阴挺，闭经等妇科病证。

［妇科病古代文献摘录］

《针灸甲乙经》：妇人少腹坚痛，月水不通。

《太平圣惠方》：主妇人坚腹痛。月脉不通，带下赤白，两胁下气转连背痛不可忍也。

《铜人腧穴针灸图经》：治妇人少腹坚痛，月脉不调，带下赤白，里急，瘕疝。

《针灸聚英》：溶溶如囊水之状，妇人小腹痛，里急后重，瘕疝。月事不调，赤白带下。

《类经图翼》：主治腰腹纵水状，妇人小腹痛急，瘕疝，月事不调，赤下带白，两胁气引背痛。

《针灸资生经》：月水不通，小腹坚痛：带脉、侠溪。

《神应经》：月经不调，带脉、气海、中极、三阴交、肾俞。

《针灸大成》：赤白带下，带脉、关元、气海、三阴交、白环俞、间使。

《医学入门》：主治疝气偏坠，木肾，妇人带下赤白。

45. 五枢

［归属］属于足少阴肾经。

［定位］在下腹部，横平脐下 3 寸髂前上棘内侧。

［穴性］清肝泻热，疏肝理气，活血调经。

［妇科病运用］用于肝胆湿热而致的赤白带下及肝气郁结而致的月经不调，痛经等病证。

［妇科病古代文献摘录］

《针灸甲乙经》：妇人下赤白，里急，瘕疝。

《针灸聚英》：主疝癖……妇人赤白带下，里急，瘕疝。

《类经图翼》：主治疝癖……阴疝睾丸上入腹，妇人赤白带下

46. 光明

［归属］属于足少阳胆经。为本经之络穴。

［定位］在小腿外侧，外踝尖上 5 寸，腓骨前缘。

［穴性］疏肝利胆，明目通络。

［妇科病运用］可用于乳房胀痛及回乳。

［妇科病古代文献摘录］

《医宗金鉴》：妇人少腹胞中疼痛，大便难，小便淋，好怒色青。

47. 足临泣

［归属］属于足少阳胆经。为本经之输穴。

［定位］在足背，第4、5跖骨底结合部的前方，第5趾长伸肌腱外侧缘凹陷中。

［穴性］清利肝胆，疏肝理气，通络止痛。

［妇科病运用］可用于肝胆热盛及肝气郁结而致的乳胀，乳痈，回乳，月经不调等妇科病证。

［妇科病古代文献摘录］

《针灸甲乙经》：月水不利，见血而有身则败及乳肿，临泣主之。

《神应经》：月事不利，足临泣、三阴交、中极；乳痈，足临泣、下廉、三里、侠溪、委中、少泽。

《针灸大成》：配三阴交，中极治月事不利。

《经穴解》：临泣之本病……妇人月事不利，季胁支满，乳痈。

48. 地五会

［归属］属于足少阳胆经。

［定位］在足背，第4、5跖骨间，第4跖趾关节近端凹陷中。

［穴性］清泻肝胆，理气止痛，活血化瘀。

［妇科病运用］可用于肝气郁结而致的乳胀，乳痈等乳房疾病。

［妇科病古代文献摘录］

《外台秘要》：乳肿。

《铜人腧穴针灸图经》：治内伤唾血，足外皮肤不泽，乳肿。

《针灸大成》：主腋痛，内伤唾血，足外无膏泽，乳痈。

49. 大敦

［归属］属于足厥阴肝经。为本经之井穴。

［定位］在足趾，大趾末节外侧，趾甲根角侧后方0.1寸。

［穴性］醒脑开窍，疏理下焦，调理冲任。

[妇科病运用] 常用于肝失疏泄而致的崩漏，月经不调，经闭，阴挺阴部肿痛等病证。

[妇科病古代文献摘录]

《针灸甲乙经》：主阴跳遗尿、小便难而痛、阴上下入腹中，寒疝，阴挺出，偏大肿，腹脐痛，腹中悒悒不乐。

《铜人腧穴针灸图经》：治卒疝，小便数，遗溺，阴头中痛……妇人血崩不止。

《扁鹊神应针灸玉龙经》：治寒湿脚气……血崩。

《经穴解》：肝之肾病，癃，五淋，小便遗数不禁，妇人血崩不止，阴挺出，阴中痛。

50. 行间

[归属] 属于足厥阴肝经。为本经之荥穴。

[定位] 在足背，第1、2趾间，趾蹼缘后方赤白肉际处。

[穴性] 清泻肝火，熄风潜阳，疏肝理气。

[妇科病运用] 常用于肝失疏泄或湿热下注而致的月经不调，痛经，经闭，赤白带下，阴肿痛等病证。

[妇科病古代文献摘录]

《针灸甲乙经》：月事不利，见血而有身反败，阴寒。

《针灸聚英》：洞泄遗尿……妇人小腹肿，面尘脱色，经血过多不止，崩中，小儿急惊风。

《医学入门》：目盲泪出，浑身蛊胀，单腹蛊胀，妇人血蛊。

《医宗金鉴》：治小儿急慢惊风，及妇人血蛊癥痕，浑身肿，单腹胀等证。

51. 太冲

[归属] 属于足厥阴肝经。为本经之原穴。

[定位] 在足背，第1、2跖骨间，跖骨底结合部前方凹陷中，或触及动脉搏动。

[穴性] 疏肝理气，平肝潜阳，理气调血。

[妇科病运用] 常用于肝气瘀滞而致的痛经，经闭，崩漏，月经不调，带下等妇科诸证。

[妇科病古代文献摘录]

《针灸甲乙经》：乳痈，太冲、复溜。

《黄帝明堂经》：乳难。女子疝及少腹肿，溏泄，癃，遗溺，阴痛，面尘黑，目下眦痛。女子漏血。

《千金翼方》：难产，产后汗出不止。

《医心方》：丈夫㿉疝，女子少腹肿，溏泄，黄疸，癃，遗尿。

《太平圣惠方》：月水不通。

《古今医统大全》：主治虚劳……女子漏下不止。

52. 蠡沟

[归属] 属于足厥阴肝经。为本经之络穴。

[定位] 在小腿内侧，内踝尖上 5 寸，胫骨内侧面的中央。

[穴性] 清热利湿，疏肝理气，通络止痛。

[妇科病运用] 本穴是男女生殖系统的常用要穴，在妇科病中主要用于肝胆湿热而致的赤白带下，阴痒，月经不调等诸病证。

[妇科病古代文献摘录]

《针灸大成》：女子疝，小腹肿，赤白淫，时多时少，蠡沟主之。

《千金翼方》：主妇人漏下赤白，月水不调。

《外台秘要》：主女子疝，少腹肿，赤白淫，时多时少，阴跳，腰腹痛……

《太平圣惠方》：主卒疝，小腹痛，小便不利及妇人漏下赤白，月水不调。

《医心方》：主女子疝，少腹肿，赤白淫，阴跳，腰痛，挺长。

《针灸大成》：主疝痛……女子赤白淫下，月水不调，气逆则睾丸卒痛。

53. 中都

[归属] 属于足厥阴肝经。为本经之郄穴。

[定位] 在小腿内侧，内踝尖上 7 寸，胫骨内侧面的中央。

[穴性] 疏肝理气，凉血止血。

[妇科病运用] 常用于肝经热盛而致的崩漏。恶露不绝，月经过多等病证。

[妇科病古代文献摘录]

《针灸甲乙经》：崩中，厥上下痛。

《备急千金要方》：中都主㿉疝，崩中。

《铜人腧穴针灸图经》：治肠澼，㿉疝，少腹澼，妇人崩中，因产后恶露不绝。

《针灸大成》：主肠癖……妇人崩中，产后恶露不绝。

54. 曲泉

［归属］属于足厥阴肝经。为本经之合穴。

［定位］在膝部，腘横纹内侧端，半腱肌肌腱内缘凹陷中。

［穴性］清热利湿，理气止痛，疏肝活血。

［妇科病运用］常用于肝气郁结、冲任失调而致的月经不调，痛经，阴挺及湿热下注而致的带下，阴痒等病证。

［妇科病古代文献摘录］

《针灸甲乙经》：女子阴挺出痛，经水来下阴中肿，或痒，漉清汁若葵羹，血闭无子，不嗜食。

《外台秘要》：主女子疝，按之如汤沃两股中，少腹肿，阴挺痛，汤皆来下血，阴中肿或痒，漉清汁若葵羹，血闭……

《铜人腧穴针灸图经》：治女子血瘕，按之如汤浸股内，少腹肿，阴挺出……。

《针灸逢源》：治癫疝，阴股痛，小便难，女人血瘕，阴痒，阴挺出。

55. 阴包

［归属］属于足厥阴肝经。

［定位］在股前区，髌底上4寸，股内肌与缝匠肌之间。

［穴性］疏理下焦，理气活血。

［妇科病运用］常用于肝胆湿热或气滞血瘀而致的月经不调之病证。

［妇科病古代文献摘录］

《太平圣惠方》：主腰痛连小腹肿，小便不利及月水不调。

《针灸大成》：治腰尻引小腹痛，小便难，遗尿，妇人月水不调。

《针灸资生经》：月经不调，阴包、交信。

《针方六集》：主腰尻引小腹痛，小便难，遗尿不禁，妇人崩漏，经水不调。

《针灸逢源》：治小便难，遗尿，月水不调。

56. 阴廉

［归属］属于足厥阴肝经。

［定位］在股前区，气冲直下2寸。

［穴性］活血调经，理气止痛。

［妇科病运用］常用于瘀血阻滞而致的月经不调，带下，不孕症等。

［妇科病古代文献摘录］

《针灸甲乙经》：妇人绝产，若未曾生产，阴廉主之。

《铜人腧穴针灸图经》：治妇人绝产，若未经生产者，可灸二壮，即有子。

《针灸资生经》：灸三壮，即有子。

《古今医统大全》：若经不调未有孕者，灸三壮，即有子。

《针方六集》：主妇人绝产，未经生育者，灸三壮，即孕。

《针灸逢源》：治经不调未有孕者。

57. 期门

［归属］属于足厥阴肝经。为肝之募穴。

［定位］在胸部，第6肋间隙，前正中线旁开4寸。

［穴性］疏肝理气，化瘀散结，清热利湿。

［妇科病运用］本穴为肝之募穴，为解郁之要穴，常用于肝气郁结而致的乳腺诸疾和伤寒热入血室（是指妇女经期、产后或人流，引产术后等，在血室子宫空虚之际，感受外邪所致病者）病证。

［妇科病古代文献摘录］

《针灸甲乙经》：妇人产余疾，食饮不下……期门主之。

《伤寒论》：妇人中风，发热恶寒，经水适来，得之七八日，热除而脉迟，身凉，胸胁下满，如结胸状，谵语者，此为热入血室也，当刺期门，随其实而泻之。

《席弘赋》：但向乳根二肋间，又治妇人生产难。

《针灸问对》：妇人经脉不调。

58. 腰俞

［归属］属于督脉。

［定位］在骶区，正对骶管裂孔，后正中线上。

［穴性］疏理下焦，理气通络。

［妇科病运用］用于湿热下注而致的带下，月经不调，经闭病证。

［妇科病古代文献摘录］

《针灸甲乙经》：乳于下赤白，腰俞主之。

《古今医统大全》：妇人经闭，尿赤。

《循经考穴编》：主一切腰痛，脊脊强痛，淋浊尿赤，妇人月经病。

《针灸聚英》：主腰髓腰脊痛……妇人月水闭，尿赤。

《类经图翼》：妇人经闭，尿赤，灸后忌房劳强力。

59. 腰阳关

[归属]属于督脉。

[定位]在脊柱区，第4腰椎棘突下凹陷中，后正中线上。

[穴性]补肾温阳，疏经通络。

[妇科病运用]可用于肾阳不足而致的月经不调，带下等病证。

[妇科病古代文献摘录]

《循经考穴编》：主劳损腰胯痛，遗精白浊，妇人月病带下。

60. 命门

[归属]属于督脉。

[定位]在脊柱区，第2腰椎棘突下凹陷中，后正中线上。

[穴性]温肾壮阳，培元固本。

[妇科病运用]本穴为温补肾阳的重要穴位，常用于肾阳亏虚而致的月经不调，痛经，带下，宫寒不孕等妇科诸证。

[妇科病古代文献摘录]

《备急千金要方》：妇人崩中出血，带下淋浊赤白，皆灸之。

《针方六集》：主肾虚腰痛……女子赤白带下，小儿发痫，张口摇头角弓反折。

《类经图翼》：肾虚腰痛，赤白带下，男子遗精……。

61. 会阴

[归属]属于任脉。

[定位]在会阴区，男性在阴囊根部与肛门连线的中点。女性在大阴唇后联合与肛门连线的中点。

[穴性]清热利湿，开窍醒脑，调理任督。

[妇科病运用]常用于湿热下注而致的阴痒，阴痛，阴部汗湿及冲任失调而致的闭经，月经不调诸证。

[妇科病古代文献摘录]

《针灸甲乙经》：女子血不通。

《外台秘要》：阴中诸病前后相引痛，不得大小便，女子血不通，男子阴端寒上冲心。

《医心方》：女子血不通，男子阴寒。

《医学入门》：阴寒冲心，女子月经不通。

《针灸聚英》：女子经水不通，阴门肿痛。

62. 曲骨

[归属] 属于任脉。

[定位] 在下腹部，耻骨联合上缘，前正中线上。

[穴性] 补肾调经，清利湿热。

[妇科病运用] 可用于湿热下注而致的带下，痛经及肾虚而致的月经不调诸证。

[妇科病古代文献摘录]

《针灸甲乙经》：妇人下赤白沃后，阴中干痛，恶合阴阳。

《备急千金要方》：妇人绝嗣不生，漏赤白，妇人遗尿。

《西方子明堂灸经》：主小腹胀，血癥，小便难，主癀疝小腹痛，妇人赤白带下。

《针方六集》：主失精……妇人赤白带下，阴疮。

《循经考穴编》：主七疝……阴囊湿痒，妇人赤白带下。

63. 中极

[归属] 属于任脉。为膀胱之募穴。

[定位] 在下腹部，脐中下 4 寸，前正中线上。

[穴性] 活血化瘀，通利膀胱，调理下焦，温补肾气。

[妇科病运用] 本穴是妇科病常用要穴，作用十分广泛，可用于多种妇科疾病，常用于月经不调，痛经，经闭，崩漏，产后恶露不止，胞衣不下，阴挺，带下，阴痒诸证。

[妇科病古代文献摘录]

《黄帝明堂经》：女子禁中，腹热痛，乳余疾，绝子，内不足，子门不端，少腹苦寒，阴痒及痛，经闭不通，小便不利。

《备急千金要方》：拘挛，腹疝，月水不下，乳余疾，绝子阴痒。

《千金翼方》：崩中带下，因产恶露不止，妇人断绪，妊不成，数堕落，癫卵偏大。

《外台秘要》：腹热痛，妇人子门不端，少腹苦寒，阴痒及痛，经闭不通，乳余疾，绝子内不足，奔豚上抢心甚则不能急。

《医学入门》：主妇人下元虚冷，虚损。月事不调。

《类经图翼》：主治阳气虚惫，冷气时上冲心……妇人下元虚冷。

64. 关元

[归属] 属于任脉，为小肠募穴。

[定位] 在小腹部，脐中下3寸，前正中线上。

[穴性] 温肾壮阳，培元固本，大补元气。

[妇科病运用] 本穴是全身保健强身要穴之一，也是妇科病的常用要穴，常用于肾阳亏虚而致的月经不调，痛经，经闭，崩漏，带下，不孕，产后恶露不止，阴挺等诸多妇科病证。

[妇科病古代文献摘录]

《针灸甲乙经》：胞转不得溺，少腹满。暴疝，少腹大热。女子绝子，衃血在内不下。

《备急千金要方》：妇人绝嗣不生，胞门闭塞。

《千金翼方》：断绪，产道冷。

《针灸聚英》：主积冷虚乏……妇人带下，月经不通，绝嗣不生，胞门闭塞，胎漏下血，产后恶露不止。

《类经图翼》：主治积冷诸虚百损……血冷月经断绝。

《针灸逢源》：治积冷诸虚，脐下绞痛，遗精，白浊，五淋，七疝，妇人带下，月经不通。

65. 石门

[归属] 属于任脉。为三焦之募穴。

[定位] 在下腹部，脐中下2寸，前正中线上。

[穴性] 调理三焦，清利湿热，调理冲任。

[妇科病运用] 主要用于冲任失调而致的月经不调，经闭，带下，崩漏，产后恶露不止，胞衣不下等病证。

[妇科病古代文献摘录]

《千金翼方》：绝嗣不生，漏下赤白，灸泉门十壮三报之，石门穴……主妇人气痛，坚硬，产后恶露不止，遂成结块，崩中断绪，日灸二七至一百止。

《针灸大成》：妇女多子，石门、三阴交。

66. 气海

[归属] 属于任脉。为肓之原穴。

[定位] 在下腹部，脐中下 1.5 寸，前正中线上。

[穴性] 大补元气，益气固脱，调理冲任。

[妇科病运用] 本穴元气所生之处，具有大补元气的作用，是妇科病常用要穴，作用广泛，用于一切气虚而致的阴挺，崩漏，痛经，月经不调，经闭，赤白带下，产后恶露不止，胞衣不下，不孕等诸多妇科疾病。

[妇科病古代文献摘录]

《备急千金要方》：妇人水泄痢，遗尿，小腹绞痛。

《铜人腧穴针灸图经》：妇人月事不调，带下崩中，因产恶露不止。

《针灸资生经》：崩中漏下，气海、石门。

《针灸大》：月经不调，气海、中极、带脉（一壮）、肾俞、三阴交；妇女赤白带下：气海、中极、白环俞、肾俞。

67. 阴交

[归属] 属于任脉。

[定位] 在下腹部，脐中下 1 寸，前正中线上。

[穴性] 温补下元，清利湿热，温经通络。

[妇科病运用] 常用于肾阳虚衰或湿热下注而致的崩漏，月经过多，带下，恶露不止，经闭，阴痒等病证。

[妇科病古代文献摘录]

《针灸资生经》：阴交、石门，疗崩中。

《医心方》：水气上下，五脏游气，手足拘挛，阴疝，女子月水不下……。

《经穴解》：任之任病……妇人血崩，月事不绝，带下，产后恶露不止，绕脐冷痛，绝子阴痹，小儿囟陷，鬼击鼻出血。

68. 神阙

[归属] 属于任脉。

[定位] 在脐区，脐中央。

[穴性] 回阳固脱，温中散寒。

[妇科病运用] 本穴是妇科病常用要穴，以灸法为用，主要用于脾肾阳

虚所致的月经不调，崩漏，宫寒不孕等诸证。

[妇科病古代文献摘录]

《针灸甲乙经》：绝子灸脐中，令有子。

《备急灸法》：转胞小便不通，溺水。

69. 子宫

[归属] 属于经外奇穴。

[定位] 在下腹部，脐中下4寸，前正中线旁开3寸。

[穴性] 补肾益气，调理冲任。

[妇科病运用] 顾名思义，本穴主要用于治疗子宫类疾病，是妇科疾病特效穴，具有确实的作用，常用于痛经，月经不调，经闭，崩漏，阴挺，不孕等诸多妇科疾病。

[妇科病古代文献摘录]

《针灸大成》：妇人久无子嗣；血崩漏下，子宫、中极。

《针灸大全》：子宫久冷，不受胎孕：子宫、照海、中极、三阴交。

70. 十七椎

[归属] 属于经外奇穴。

[定位] 在腰区，第5腰椎棘突下凹陷中。

[穴性] 补肾温阳，疏经通络，疏理下焦。

[妇科病运用] 常用于痛经，崩漏，月经不调，带下等妇科诸证，尤其对痛经极具特效。

妇科病
针灸治疗

第四章
月经病

月经病是指月经的周期、经期、经量发生异常，或伴随月经周期出现明显不适症状的一类疾病，是妇科临床的多发病。

常见的月经病有：包括经早、经迟、经乱、月经过多、月经过少、经期延长、经间期出血、崩漏、闭经、月经前后诸证等。

中医学认为，月经病的主要病因为寒热湿邪侵袭，内伤七情，房劳多产，饮食不节，劳倦过度和体质因素等；主要病机为脏腑功能失常，气血不和，冲任二脉损伤，以及肾－天癸－冲任－胞宫轴失调。月经病病位在胞宫，与肾、肝、脾三脏及冲任二脉功能失调有关。月经病的治疗原则重在调经治本，施治则因证而异。正如张景岳所言："调经之法，但欲得其和平，在详察其脉证耳。若形气俱有余，方可用清、用利。"这说明了调经之时要详审脉证，损有余，补不足，实为临证法则。

第一节　经早

月经周期提前7天以上，或一月两潮，并连续两个月经周期以上者，称为"经早"，又有"月经先期""经行先期""经期超前"等别称。本病在中医学中记载甚早，早在东汉末年张仲景所著的《金匮要略》中已有记载，之后诸多医籍皆有相关的经验记述，如明代张景岳所著的《景岳全书》中言："凡血热者，多有先期而至，然必察其阴气之虚实。若形色多赤，或紫而浓，或去多，其脉洪滑，其脏气饮食喜冷畏热，皆火之类也。"可见古医家为此积累了丰富的经验，临床对此可进一步深入研究和有效发挥。

本病的病机，主要是血热和气虚。血热则热扰冲任，血海不宁，迫血妄行，故月经提前；气虚则统摄无权，冲任不固，故常月经先期而至。

本病与西医学中的月经频发相类似。

辨证分型

（一）实热型

多因素体阳盛，或过食辛辣助阳之品，或感受热邪，热伏冲任，迫血妄行，而致经早。月经量多，色深红，质黏稠，夹有小血块，烦热口渴，尿黄便干。舌质红，苔黄，脉数。

（二）虚热型

多因素体阴虚，或大病久病，失血伤阴，或思虑过度，营阴暗耗，水亏火旺，虚热内扰，血海不宁，经血提前而至。月经量或少或多，色红质稠，伴有五心烦热，骨蒸盗汗，体虚乏力，失眠多梦。舌质红，苔少，脉细数。

（三）气不摄血型

多因素体虚弱，或劳力过度，或饮食失节，或思虑过极，损伤脾气，中气虚弱，冲任不固，不能统摄经血，而致经早。月经质稀色淡，神疲乏力，气短懒言，小腹空坠，纳少便溏，面色苍白。舌质淡，脉弱。

针刺治疗

治则：清热益气调经。

基本处方：关元，子宫，三阴交，血海。

辨证加减：①实热证型患者配中极、行间；②虚热证型患者配太溪、然谷；③气虚证型患者配足三里、气海。

操作：实热者用泻法，虚热者平补平泻法，气虚者用补法。气虚者最宜用灸法，可以针灸并用，也可以仅用灸法。针刺关元、子宫小腹部穴位时，需先要排尿，最宜向会阴部方向略斜刺，一是加强针刺传导提高疗效，二是降低针刺风险性。一般每日治疗 1 次，一般于月经来潮前 5~7 日开始治疗，行经期间不停针，至月经结束为 1 个疗程。若行经期间不能掌握，可于月经干净之日起针灸，隔日1次，直到月经来潮。每次留针30~45分钟，一般每10分钟左右行针1次。

注释：子宫、关元邻近胞宫，理冲任、通调胞宫气血；三阴交通于足三阴经，健脾疏肝益肾，为妇科理血调经要穴；血海为足太阴经穴，具有和气血、调冲任的作用。

其他疗法

（一）灸法

1. 实热型

基本处方：三阴交，归来，行间，涌泉。

方法：施以泻法。可行温针灸、艾条灸、隔物灸（一般以鲜姜为隔物），每日1次，每次10分钟左右即可，每5次为1个疗程，每疗程间隔2日。

2. 虚热型

基本处方：太溪，复溜，血海，膏肓，肾俞。

方法：施以较和缓之法，可用温针灸、艾条灸，每日1次，每次15分钟，每3次隔日1次治疗，9次为1个疗程，每疗程间隔3日。并同时服用黄精膏或滋阴之品，如麦冬、沙参、石斛、玉竹泡茶饮用或食用，以避免虚火的发生。

3. 气不摄血型

基本处方：气海，关元，足三里，脾俞。

方法：施以补法。以艾条灸、艾炷灸或温针灸均可。一般每日1次，每穴10~15分钟，也可以每日2穴交替用穴，每穴20分钟。5~7次为1个疗程。每个疗程间隔3日。

（二）耳针疗法

基本处方：卵巢，内分泌，子宫。

配穴：有小腹疼痛者配神门、腹；胁肋胀痛者配胸。

操作方法：常规消毒，用耳针常规刺，留针20分钟，留针期间施以捻转手法2~3次。每日1次，或隔日1次，于经前5~7天开始治疗，至月经来潮结束。也可以用王不留行籽贴穴治疗。

（三）腹针疗法

基本处方：引气归元（中脘、下脘、气海、关元），气穴（双），天枢（双），神阙。

操作方法：用 0.28mm×40mm 规格的毫针用套管迅速刺入皮下，每日或隔日 1 次，每次留针 30 分钟。7 次为 1 个疗程，一般连用 3 个疗程。

（四）埋线疗法

1. 实热型

基本处方：曲池，血海，地机，行间，内庭。

2. 虚热型

基本处方：三阴交，血海，太溪，行间。

3. 气不摄血型

基本处方：气海，足三里，脾俞，三阴交。

操作方法：常规消毒，常规操作，每 15 日 1 次，3 次为 1 个疗程。

❧ 注意事项 ❧

1. 首先明确疾病之病因，如某些药物，或因节育器等引起的经早、量多者，要停用药物或调整节育器之后再行治疗。

2. 针刺治疗要抓住最佳的治疗时机，一般在月经来潮前 5~7 天开始治疗有事半功倍之效，一般需要 2~3 个月经周期。

3. 临证时根据情况可以选择任何一种方法单独治疗，也可以几种方法结合运用。

4. 注意生活调养和经期卫生，尤其注意情志的调畅，在经期注意保暖防寒，注意合理的饮食。避免经期性生活。

❧ 小结 ❧

本病的病因主要与气虚和血热有关。气能摄血，虚则统摄无权，冲任失固；血热则流散行溢，以致血海不宁，故致经早而来。血热则又分为虚热和实热，因此临床应当明辨是虚是实的问题。早在《傅青主女科》中就指出了虚实的具体治则："夫同是先期之来，何以分虚实之异？……先期者火气之冲，多寡者水气之验。故先期而来者，火热而水有余也；先期而来少者，火热而水不足也。倘一见先期之来，俱以为有余之热，但泻火而不补水，或水火两泻之，有不更增其病者乎！"如《万氏女科》云："如曾误服辛热暖宫之药者，责其冲任伏火也。"《傅青主女科》言："先期而来少者，火热而水不足也。"《景岳全书·妇人规》则言："若脉证无火，而经早不及期者，乃心脾气虚，不能固摄而然。"这说明了各自之病机的不同，古医家根据经验非常明确地指出了经早的不同病机。在临床必须针对其病因与病机施以恰当的治疗则可达到有效逆转，治疗则以根据辨证分别施以补气调经，清热调经及滋阴调经之不同治则，临床常以关元、血海、三阴交为主穴，然后再以辨证调加相关穴位即可达到有效治疗。

第二节　经迟

月经周期延后7天以上，甚至3~5个月一行者，称为"经迟"，又有"经期错后""月经后期"之别称。

本病发病机制有虚实不同，虚者多由精血不足而致；实者多由经脉气机受阻，使血海不能按时满溢，而致月经后期。

❧ 辨证分型 ❧

（一）血寒凝滞型

经产之时，感受寒邪，或过食生冷，或涉水感寒，寒邪乘虚博于冲任，血为寒凝，经脉运行不畅，血海不能按时满溢，而致经行后期。表现为月经量少，色暗有血块，小腹冷痛，得热减轻，畏寒肢冷，苔白，脉沉紧。

（二）肝郁气滞型

素性抑郁，情志不遂，气不宣达，血为气滞，冲任不畅，气血运行受阻，血海不能按时满溢，而致经迟。表现为月经量少，色暗红或有小血块，小腹胀痛或胸胁胀痛，随着月经而下疼痛缓解，脉弦。

（三）脾虚血亏型

经行产后失血过多，或大病久病体虚，饮食减少，化源不足，冲任血虚，血海不能按时满溢，而致经迟。表现为月经量少，色淡无块，小腹隐痛，头晕眼花，心悸少寐，体虚乏力，面色萎黄，舌质淡，脉细弱。

（四）肾气亏虚型

少年肾气未充，更年期肾气渐衰，或先天禀赋虚弱，素体肾气不足，或房劳多产，久病大病，损伤肾气，肾气不充，闭藏失职，冲任失调，血海不能按时满溢，而致经迟。表现为月经量少，色淡质稀，头晕耳鸣，腰膝酸软，记忆力减退。舌质淡，苔白，脉沉细。

针刺治疗

治则：温经散寒，养血调经。

基本处方：气海，中极，归来，三阴交。

辨证加减：①血寒凝滞者配关元、神阙；②肝郁气滞者配太冲、期门；③脾虚血亏者配足三里、脾俞；④肾气亏虚者配太溪、肾俞。

操作：实证宜用泻法或平补平泻法，气滞血瘀者最宜加用刺血法，血寒者或虚证宜用补法，最适宜加用灸法，也可仅用灸法。当针刺气海、中极、归来小腹部穴位应先排空小便，针尖最宜向会阴部方向略斜刺，一是能够有效传导针感，二是避免针刺意外。一般每日治疗1次，一般于月经来潮前5~7日开始治疗，在行经期间不停针，至月经结束为1个疗程。若行经期间不能掌握，可于月经干净之日起针灸，隔日1次，直到月经来潮。每次留针30~45分钟左右，一般每5~10分钟行针1次。

注释：气海、中极均为任脉之穴，且近于子宫，二穴能理气血、调冲任；归来为足阳明之穴，其穴也近于胞宫，具有调经活血的作用；三阴交为足三阴经之交会，可调理脾、肝、肾三脏，养血调经，是调理妇科病第一穴。

其他疗法

（一）灸法

基本处方：气海，三阴交，血海，足三里。

辨证加减：血寒凝滞型配归来、中极、神阙；肝郁气滞型者配太冲、中极、肝俞；脾虚血亏型者配脾俞、神阙；肾气亏虚型者配肾俞、太溪。

操作方法：可用温和灸，每次选用 3~5 个穴位，每穴灸 15~20 分钟，每日 1 次；或艾炷隔姜灸，每次选用 3~4 个穴位，每穴灸 5~10 壮，每日 1 次；或温针灸，每穴灸 15~20 分钟，每日 1 次。

（二）耳针疗法

基本处方：卵巢，子宫，屏间。

操作方法：常规消毒，用耳针常规刺，留针 20 分钟，留针期间施以捻转手法 2~3 次。每日 1 次，或隔日 1 次，于经前 7~10 天开始治疗，至月经来潮。也可以用耳穴贴压治疗。

（三）腹针疗法

基本处方：引气归元（中脘、下脘、气海、关元），中极，气穴（双），下风湿点（双）。

操作方法：用 0.28mm × 40mm 的毫针套管迅速刺入皮下，每日或隔日 1 次，每次留针 40~60 分钟。7 次为 1 个疗程，一般连用 3 个疗程。

（四）埋线疗法

1. 血寒凝滞型
基本处方：腰阳关，命门，肾俞，脾俞，归来，足三里。
2. 肝郁气滞型
基本处方：太冲，血海，膈俞，期门，三阴交。
3. 脾虚血亏型
基本处方：脾俞，足三里，血海，三阴交，太白。
4. 肾气亏虚型
基本处方：肾俞，太溪，关元，太溪，三阴交。

操作方法：常规消毒，每 15 日埋线 1 次，3 次为 1 个疗程。

❧ 注意事项 ❧

1. 在治疗前首先要排除早孕、异位妊娠等情况。

2. 针刺治疗要抓住最佳的治疗时机，一般在患者感觉有经行感时开始治疗有事半功倍之效，一般需要 2~3 个月经周期。

3. 临证时根据情况可以选择任何一种方法单独治疗，也可以几种方法结合运用。

4. 注意避孕，避免多次流产及产乳过多，耗伤精血。

5. 调畅情志，保持心情舒畅，避免各种不良的精神刺激，致使肝郁气滞。

6. 注意经期寒冷适宜，避免冒雨涉水，过食寒冷。

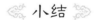 小结

月经后期是以月经周期为改变的一种常见妇科病证，一般多伴有月经过少的情况，若不有效处理，常导致闭经、面色不华、肝斑、心情抑郁、失眠、不孕等情况，所以应当及时调治。本病主要以月经量、色、质的变化，结合四诊以辨虚实，切忌一遇经迟就误认为瘀、寒的问题，而一味地泻，有时经过猛泻，可能会有一时的月经出现，继后可能则会出现顽固的经迟，甚至经闭，所以这是不足取的，很多的经迟与肾或脾的虚弱有关，如西医中的卵巢早衰，早期症状主要是以经迟或经量减少，本病从中医辨证主要归属于肾虚，因此要合理的辨证是关键。如《女科撮要》中言："其过期而至者，有因脾经血虚，有因肝经血少，有因气血虚弱。"可见本病之虚证还是不少见的病因，临证唯有辨证为要，明辨虚实，针对病因施以合理的针刺可以有效地解决。虚证则以补血养血，健脾补肾为治则，实证则以温经散寒，活血调经为治则，常以气海、中极、归来、三阴交为主穴，然后辨证调加相关穴位。

第三节　经乱

月经周期或提前或延后7天以上，连续3个月经周期以上者，称为"经乱"，又称为"经水先后无定期""月经愆期""月经先后不定期"。

本病的发病机制是肝肾功能失调，冲任功能紊乱，血海蓄溢失常。

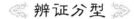 辨证分型

（一）肾虚型

患者素体肾气不足，或房劳多产、久病大病伤肾，肾气亏损，封藏失

职，冲任不调，血海蓄溢失常，故致经行先后不定期。常表现为月经量少，色淡质稀，头晕耳鸣，腰膝酸软，头晕耳鸣，失眠多梦，记忆力减退。舌质淡，苔薄，脉沉细。

（二）肝郁型

素性抑郁，或愤怒伤肝，肝气逆乱，疏泄失职，冲、任不调，血海蓄溢失常，故致月经先后不定期。表现为色紫红，多有血块，经行不畅，或胸胁、乳房及少腹胀痛，喜太息。舌两边紫暗，有瘀斑或瘀点，苔薄白或薄黄，脉弦。

❧ 治疗 ❧

基本治则：疏肝益肾，调理冲任。

基本处方：关元，子宫，三阴交，交信。

辨证加减：①肾虚者配肾俞、太溪；②肝郁者配太冲、期门、肝俞。

操作：肾虚者针刺用补法，最宜配用灸法，或独用灸法亦可；肝郁者用泻法，最宜加用刺血法。针刺关元、子宫小腹部穴位时应先排空小便，针尖宜略斜向会阴部，一是加强针感反应以提高疗效，二是降低针刺风险性。一般于月经来潮前 5~7 日开始治疗，行经期间不停针，至月经结束为 1 个疗程。若行经期间不能掌握，可于月经干净之日起针灸，隔日 1 次，直到月经来潮。每天治疗 1 次，每次留针 30~45 分钟左右，每 5~10 分钟行针 1 次。

注释：关元、子宫邻近胞宫，理冲任、通调胞宫气血；三阴交通于足之三阴，健脾疏肝益肾，是妇科理血调经之要穴；交信为肾经之穴，以治女子经漏、月信失期及疝、淋、癃、痢等症。或痛有定时，及有关于季节之症，均可取此，以其有关于信也。此等穴，调经最宜。故月经俗称月信。月经先后不定期则不能应信，故取交信。

❧ 其他疗法 ❧

（一）灸法

1. 肾虚型

基本处方：肾俞，气海，太溪，关元，气穴。

2. 肝郁型

基本处方：期门，太冲，气海，血海，肝俞。

操作方法：可用温和灸，每次选用 2~3 个穴位，每穴灸 15~20 分钟，每日 1 次；或艾炷隔姜灸，每次选用 2~3 个穴位，每穴灸 5~10 壮，每日 1 次；或温针灸，每穴灸 15~20 分钟，每日 1 次。

（二）耳针疗法

基本处方：肝，脾，肾，子宫，卵巢，皮质下，内分泌。

辨证加减：①血虚不寐配神门；②心跳缓慢配心、交感。

操作方法：每次选 2~3 穴，耳针常规刺，中度刺激，留针 15~30 分钟。也可以用王不留行籽贴压。一般于月经来潮前 1 周左右开始治疗，到月经来潮时停止，一般需要 3~5 个月经周期。

（三）腹针疗法

基本处方：引气归元（中脘、下脘、气海、关元），中极，气穴（双）。

操作方法：用 0.28mm×40mm 的毫针套管迅速刺入皮下，每日 1 次，每次留针 30~50 分钟。7 次为 1 个疗程，一般连用 3 个疗程。

（四）埋线疗法

1. 肾虚型

基本处方：关元，肾俞，太溪，命门，三阴交。

2. 肝郁型

基本处方：太冲，血海，归来，三阴交。

操作方法：常规消毒，常规操作，每 15 日 1 次，3 次为 1 个疗程。

❀ 注意事项 ❀

1. 经乱与情志因素有重要的关系，因此平时要注意避免忧思抑郁，肝气郁结的问题。

2. 平时要注意节欲，避免房劳、多产，以免损伤肾气。

3. 本病应及时合理的治疗，重视平时调护，以防转化为崩漏或经闭。

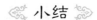 小结

本病治疗虽然较为棘手，但其病因无非肾虚与肝郁的问题，其治疗仍然重在合理的辨证。早在《景岳全书》中言："凡欲念不遂，沉思积郁，心脾气结，致伤冲位之源，而肾气日消，轻则或早或迟，重则渐成枯闭……而女人血虚者，或迟或早，经多不调。此当察脏气，审阴阳，详参形证脉色，辨而治之，庶无误也。"辨证应结合月经的量、色、质及全身证候综合分析，辨别肾虚，或肝郁。治疗以调理冲任气血为原则，实证以疏肝解郁为治则；虚证以补益肾气为治则，使气血调顺，冲任调和，则经期自如。临床常以针刺以关元、子宫、三阴交、交信为主穴，然后辨证调加相关穴位。

第四节　月经过多

月经周期正常，经行血量明显多于正常者，称为"月经过多"，又称"经水过多"或"月水过多"。一般认为每次月经量以 50~80ml 为适宜，超过 80ml 以上为月经过多。本病常与月经周期、经期异常并发，如伴月经先期、量多等，常易发展成崩漏。

本病主要由于气虚、血热、和血瘀，使冲任不固，经血失于制约而经量增多。

辨证分型

（一）气虚型

素体虚弱，或饮食不节，劳逸失常，思虑过度，或大病久病，损伤脾气，则使中气不足，冲任不固，血失统摄而致经行量多。可见经色淡红，质清稀，或面色苍白，气短懒言，肢软无力，或小腹空坠，舌淡，脉细。

（二）血热型

素体阳盛，或恣食辛燥，或感受热邪，或七情过极，郁而化热，热扰冲任，迫血妄行，而致经行量多。可见色红质黏，夹有小血块，烦热口渴，

尿黄便干，舌质红，苔黄，脉数。

（三）血瘀型

素性抑郁，或愤怒伤肝，气滞而致血瘀；或经期产后余血未尽，复感外邪，或不禁房事，瘀血内停，瘀阻冲任，血不归经，离经妄行，以致经血量多。可见色暗红或有血块，少腹胀痛或胸胁、乳房胀痛，疼痛随着月经血块排出有所缓解，舌两边紫暗，有瘀斑或瘀点，脉弦。

❧ 治疗 ❧

基本治则：理经血，调冲任。

基本处方：子宫，气海，三阴交，隐白。

辨证加减：①气虚型配足三里、百会；②血热型配行间、曲池；③血瘀型配太冲、归来。

操作：血热、血瘀型用泻法或平补平泻法，也可配用刺血的方法。气虚型用补法，最适宜加用灸法，也可以单独用灸法治疗。针刺子宫、气海小腹部的穴位时，先嘱患者排空小便，针尖宜向会阴部方向稍斜刺，一是加强针感反应以提高疗效，二是可降低针刺风险性。一般于月经前5~7天开始治疗，每日1次，每次留针30分钟左右，每5~10分钟行针1次。10次为1个疗程。

注释：子宫、气海邻近胞宫，理冲任、通调胞宫气血；三阴交调理足之三阴，调和经血；隐白穴为脾经之井穴，则健脾统血。

❧ 其他疗法 ❧

（一）灸法

基本处方：三阴交，地机，关元，脾俞，肾俞。

辨证加减：气虚者配足三里、气海；血热者配支沟；血瘀者配太冲、血海。

操作方法：①艾条温和灸：每次选用3~5个穴位，每穴灸15~20分钟，每日1次；②艾炷隔姜灸：每次用2~4个穴位，每穴灸5~10壮，每日1次；③温针灸：每次选用3~5穴加灸，每穴灸15~20分钟，每日1次。

（二）耳针疗法

基本处方： 卵巢，屏间，内分泌，神门。

操作方法： 常规消毒，常规针刺，中等刺激，留针 1 小时左右，每日 1 次，左右交替用针。或用菟丝子贴敷。

（三）腹针疗法

基本处方： 引气归元（中脘，下脘，气海，关元），大横（双）。

操作方法： 用 0.28mm×40mm 的毫针套管迅速刺入皮下，每日 1 次，每次留针 30 分钟。7 次为个疗程，一般连用 3 个疗程。

（四）埋线疗法

1. 气虚型
基本处方： 气海，足三里，脾俞，气穴，三阴交。

2. 血热型
基本处方： 行间，太溪，曲池，血海，三阴交。

3. 血瘀型
基本处方： 太冲，血海，膈俞，三阴交，肝俞。

操作方法： 常规消毒，常规操作。每 15 日为 1 次，3 次为 1 个疗程。

注意事项

1. 注意调摄心情，避免精神刺激，情志过激，五志过火，而扰动血海。

2. 注意合理的饮食，避免过多的辛辣燥热之品，以免伤津耗阴。

3. 平时要注意节欲，避免房劳、多产，经期避免性生活，同时注意不可过劳，以免损伤肾气或耗气动血。

4. 本病要与崩漏症相鉴别。

小结

本病可与周期异常同时发生，如月经先期量多或月经后期量多，常伴有痛经、癥瘕等症。本病若与经期延长或月经先期并见，不及时治疗，很容易导致贫血的发生。本病多因气虚或血热而致，临床尤以血热为多见，一般多从经色、经质的变化为诊断出发点，然后再根据四诊合参进行辨证，辨其虚实。在治疗时要注意经期和非经期的不同，经期以固冲止血为主，以减少血量；非经期则采用益气、清热、化瘀等法，以治本调经。要注意清泻不宜过强，活血较强的穴位不宜多用，以免耗血动血。

第五节　月经过少

月经周期正常，经量明显减少，甚或点滴即净；或经期不足 2 天，经量少于正常者，称"月经过少"，亦称"经水涩少""经量过少"。一般认为月经量少于 30ml，甚或点滴即净，为月经过少。

本病有虚、实之分，虚者多由肾气不足或营血亏虚，冲任不充，血海不盈而致；实者多由瘀血内停或痰湿壅盛，冲任阻滞，气血不畅而致。

❧ 辨证分型 ❧

（一）肾虚型

先天禀赋不足，或房劳多产、大病久病，伤精耗气，致使肾精亏损，肾气不足，冲任亏虚，血海充而不盛，而致月经量少。表现为色淡质稀，头晕耳鸣，腰膝酸软。舌质淡，苔白，脉沉细。

（二）血虚型

多因大病久病，坠胎多产，失血过多，或因饮食劳倦，思虑过度，损伤脾气，化源不足，致使营血亏虚，冲任失充，血海满而不盈，而致月经量少。表现为月经量少而色淡，头晕心悸，神疲体倦，面色萎黄。舌淡，脉细。

（三）血瘀型

多因经期产后，寒邪内侵，寒凝血瘀，或七情内伤，气滞血瘀，致使瘀阻冲任，气血运行不畅，而致月经量少。表现为经少色暗有块，经行不畅，常伴腹痛腹胀，胸胁胀满，舌有瘀斑或瘀点，脉涩或紧。

（四）痰湿型

因脾虚湿聚，痰阻冲任，血行受阻，而致月经量少。表现为月经量少或经行延后，常伴有带下量多，形体臃肿，胸闷泛恶，大便不爽。舌淡胖，苔白腻或滑，脉滑。

❧ 针刺治疗 ❧

基本治则：养血行血调经。虚者以补肾养血为要；实者则以化瘀行滞，疏通经脉为要。

基本处方：中极，子宫，归来，三阴交。

辨证加减：①肾虚型配肾俞、太溪；②血虚型配足三里、脾俞；③血瘀型配太冲、血海；④痰湿型配阴陵泉、丰隆、中脘。

操作：毫针常规刺，虚证用补法，适宜加用灸法，可以单用灸法，也可以针灸并用；实证用泻法，适宜加用刺血法。针刺中极、子宫、归来小腹部穴位时应先排空小便，针尖宜略斜向会阴部，一是加针强感反应以提高疗效，二是降低针刺风险性。一般于月经前 5~7 天开始治疗，每日 1 次，每次 30~45 分钟，每 5~10 分钟行针次。行经期间不停针，至月经结束为 1 个疗程，一般连续治疗 3~5 个月经周期。

注释：中极为任脉之穴，与足三阴之交会，可活血化瘀、通络调血的作用；子宫穴为经外奇穴，近于子宫位置，有通经调宫、活血行瘀的作用，善调理妇科经脉之疾；归来也近于胞宫，具有较强的调经活血的作用；三阴交可调理脾、肝、肾及冲、任二脉，凡月经病不论寒热虚实皆可用之。

❧ 其他疗法 ❧

（一）灸法

基本处方：气海，归来，三阴交。

辨证加减：肾虚型者配肾俞、太溪；血虚型配足三里、脾俞、悬钟；血瘀型者配血海、中极；痰湿型者配中脘、丰隆。

操作方法：①可用温和灸，每穴灸 15~20 分钟，每日 1 次，10 次为 1 个疗程。②温针灸：每次选用 3~5 穴加灸，每穴灸 15~20 分钟，每日 1 次。

（二）耳针疗法

基本处方：屏间，子宫，内分泌，肾。

基本操作：常规消毒，常规针刺，中等刺激。每日或隔日 1 次，两耳交替针刺。10 次为 1 个疗程。也可以用王不留行籽贴敷。

（三）腹针疗法

基本处方：引气归元（中脘、下脘、气海、关元），中极，气穴（双），下风湿点（双），水道（双）。

操作方法：用 0.28mm×40mm 的毫针套管迅速刺入皮下，每日 1 次，每次留针 40~60 分钟。7 次为 1 个疗程，一般连用 3 个疗程。

（四）埋线疗法

1. 肾虚型

基本处方：肾俞，太溪，三阴交，关元，大赫。

2. 血虚型

基本处方：足三里，脾俞，血海，关元，三阴交。

3. 血瘀型

基本处方：太冲，血海，膈俞，气海，期门。

4. 痰湿型

基本处方：中脘，阴陵泉，丰隆，三阴交，归来。

操作方法：常规消毒，常规针刺，每 12 天治疗 1 次。

❧ 注意事项 ❧

1. 注意调节情志，保持愉快的心情，避免精神刺激。

2. 注意经前及经期的保护，保暖防寒，避免冒雨涉水，过食寒凉生冷及辛辣之物。积极避孕，尽量减少人工终止妊娠次数，注意某些药物所导致的经量减少。

❧ 小结 ❧

治疗本病首先辨明虚实，一般经色淡质稀者，多为虚证，经色紫暗有块，多属实证。在临床中以虚证为多见。虚为血虚或肾虚为常见，血虚者则以补血为主，以脾俞、三阴交、足三里为常用，肾虚以补肾添精为主，以肾俞、太溪、关元为常用；实为血瘀或痰湿为常见，血瘀者则以温经活血，或行气活血为治则，以膈俞、中极、太冲为常用，痰湿者则以祛湿化痰为治则，以阴陵泉、丰隆、中脘为常用。在治疗时一定注意合理的补泻，以做到"补而不过""温而不强""泻下不伤正"的治疗原则，以免犯虚虚实实之戒。

第六节　经期延长

月经周期正常而经期超过 7 天以上（一般在 7–14 天之间），甚至淋漓不净达半月之久，成为"经期延长"，又称"经事延长"。

本病可见于西医学中的排卵性月经失调的子宫内膜不规则脱落、子宫内膜炎、宫内放置节育器等疾病。

中医学认为本病多由虚热内扰，气虚失摄，瘀阻经脉，致使冲任不固，经血失于制约而发病。

辨证分型

（一）气虚型

素体脾胃虚弱，或饮食不节、劳倦过度，致使中气不足，统摄无权，冲任不固，不能制约经血，而致经血延长。可见患者面色苍白，形体消瘦，纳少肢倦，头晕心悸，气短懒言，小腹空坠，经血多见色淡质稀，舌质淡，脉细。

（二）虚热型

素体阴虚，或病久伤阴，或多产房劳，致使阴血亏耗，虚热内生，热扰冲任，血海不宁，经血妄行，而经期延长。可见头晕耳鸣，烘热汗出，五心烦热，口燥咽干，经血色鲜红质稠，舌质红，少苔，脉细数。

（三）血瘀型

素性抑郁，或愤怒伤肝，肝气郁结，气滞血瘀；或外邪客于胞内，与血相搏成瘀；瘀阻冲任，新血难安，离经妄行，而经期延长。可见血色紫暗有块，或见淋漓不断，经行小腹坠胀或疼痛，拒按，胸胁胀满，烦躁易怒，善太息，舌质紫暗或有瘀斑，脉弦涩。

❀ 针刺治疗 ❀

基本治则：以固冲止血调经为基本治则。

基本处方：关元，气海，断红，三阴交。

辨证加减：①气虚型配足三里、脾俞；②虚热型配太溪、肾俞；③血瘀型配太冲、血海。

操作：毫针常规刺，气虚型用补法，最宜加用艾灸法，可以针灸并用，也可仅用灸法，虚热型用平补平泻法，血瘀型用泻法，可以加用刺血法。针刺关元、气海小腹部穴位时应先排空小便，针尖宜略斜向会阴部，一是加针强感反应以提高疗效，二是降低针刺风险性。一般于月经前5~7天开始治疗，每日1次，每次20~35分钟，每5~10分钟行针次。行经期间不停针，至月经结束为1个疗程。若经行时间不能掌握，可于月经干净之日起针灸，隔日1次，直到月经来潮。连续3~5个月经周期。

注释：关元、气海（有补益气血、调理冲任之功）以固冲为用，断红穴（为经外奇穴，以治疗月经出血不止而得此名，其穴位在手背第2、3掌骨之间，趾蹼缘后方赤白肉际处）以止血为用；三阴交以调经为用，三穴合用，有固冲止血调经的有效作用。

❀ 其他疗法 ❀

（一）灸法

基本处方：脾俞，三阴交，隐白。

辨证加减：气虚型者配气海；虚热型配肾俞；血瘀型者配血海。

操作方法：于月经来潮时开始治疗，至月经结束，每日1次，每穴灸20分钟，一般3个月经周期即可恢复正常。

（二）耳针疗法

基本处方：卵巢，子宫，内分泌，皮质下，脾，肝。

操作方法：每次选3~4穴，留针15~30分钟，留针期间行2~3次，或用王不留行籽贴压，隔日1次。

（三）腹针疗法

基本处方： 引气归元（中脘、下脘、气海、关元），石门，气穴（双）。

操作方法： 用 0.28mm×40mm 的毫针套管迅速刺入皮下，每日 1 次，每次留针 40 分钟。7 次为个疗程，一般连用 3 个疗程。

（四）埋线疗法

基本处方： 子宫，三阴交，血海。

辨证加减： ①气虚型者配气海、足三里；②虚热型者配太溪、行间；③血瘀型者配太冲、合谷。

操作方法： 常规消毒，常规操作，每 15 日治疗 1 次，于月经前 10 日开始治疗，一般 3 次为 1 个疗程。

注意事项

1. 保持心情舒畅，心情平和，切忌抑郁生气。

2. 饮食有节，经期忌食辛辣、燥热之品。

3. 经期或产后注意调摄，经血恶露未净，禁房事。

4. 避免房劳多产，人工流产、药物流产。

5. 经行期间避免过劳。

6. 本病若时间较长，或合并经量增多，常导致继发性贫血，应及时调整。

小结

本病虚实的辨证应根据经量、经色、经质及四诊合参进行辨证。一般以经量多，色淡，质稀者为气虚；经量少，色鲜花，质稠者为血热；经量时多时少，色紫暗有块者为血瘀。本病主要治则为固冲调经为治疗核心。气虚者重在补气养血，常以气海、足三里、脾虚为主穴，适宜灸法治疗；阴虚血热者重在滋阴清热，常以三阴交、太溪、肾俞为主穴；瘀血者重在化瘀通滞，常以太冲、血海为主穴，可适当地刺血治疗。在临证时必须明确辨证，根据其病因施以对证治疗，切不可不明病因，一概以止血为治，这是临床最宜所犯之错，当以明确。

第七节 经闭

女子年逾 16 周岁，月经尚未来潮；或已行经又中断 6 个月以上者，称为"经闭"。又称为"闭经"，前者称"原发性闭经"，后者称为"继发性闭经"。古称为"女子不月""月事不来""月水不通"等。

妇女妊娠期、哺乳期或更年期的月经停闭不行，属于生理现象，有的在初潮 1~2 年内偶有月经停闭现象，若没有特殊现象，可不予治疗。

本病的发生常与禀赋不足、七情所伤、感受寒邪、房事不节、过度节食、产育或失血过多等因素有关。本病病位在胞宫，与肝、脾、肾有密切关系。闭经的发病机理有虚、实两个方面，虚者多由肝肾亏虚，气血亏虚，阴虚血燥，而致经血不足，血海空虚，无血可下，故而致经闭不行，称之为"血枯经闭"。实者多由气滞血瘀，痰湿阻滞而致血行不畅，冲任受阻，胞脉不通，而经闭不行，此者称之为"血滞经闭"。

在西医学中的原发性闭经主要见于子宫、卵巢的先天异常或无子宫等。继发性闭经主要见于多囊卵巢综合征、阿谢曼综合征、席汗综合征、闭经–溢乳综合征、卵巢早衰、生殖道结核以及精神心理因素引起的中枢神经及丘脑下部功能失常等疾病。

辨证分型

（一）血枯经闭

主症：以月经超龄而未至，或经期错后，经量逐渐减少，以致经闭为主症。

1. 肝肾亏虚型

患者多因先天禀赋不足，或后天房劳多产、大病久病伤及肝肾，肝不藏血，肾不施化，冲任亏损，血海不盈，无血可下，则致经闭不行。可表现为头晕耳鸣，腰膝酸软，口干咽燥，五心烦热，潮热盗汗，舌质红，苔少，脉沉细。

2. 气血亏虚型

素体气血亏虚，或饮食劳倦，思虑过度，损伤脾胃，气血生化无源；

或大病久病，虫积所伤，耗血伤精，血海空虚，无血可下，则致经闭不行。可表现为面色无华，头晕目眩，心悸气短，身疲肢倦，食欲不振，纳呆便溏，舌质淡，苔薄白，脉细弱无力。

（二）血滞经闭

主症：既往月经正常，而多突然经闭不行，常伴有腹胀、腹痛等相关表现。

1. 气滞血瘀型

内结七情，肝气郁结，气滞则血行瘀阻，发为经闭。可见情志抑郁，烦躁易怒，胸胁胀满，嗳气叹息，小腹胀痛拒按，舌质紫暗或有瘀斑，脉沉弦。

2. 痰湿阻滞型

因脾虚失运，水湿停留，凝聚成痰，阻于冲任，闭塞子宫，胞脉不通，而致经闭不行。可见身体臃肿，胸胁满闷，神疲倦怠，多有白带量多，大便不爽，苔腻或滑，脉滑。

3. 寒湿凝滞

因经行产后，胞脉空虚，感受外感风寒，或内伤寒凉生冷，血为寒凝，行而不畅，冲任受阻，发为闭经。可表现为小腹冷痛，得热痛减，形寒肢冷，面色青白，舌苔白，脉沉迟。

针刺治疗

基本治则：血枯经闭补而通之，调理冲任；实证泻而通之，调理冲任。

（一）血枯经闭

基本处方：关元，归来，大赫，足三里，三阴交。

辨证加减：①肝肾亏虚者配太溪、肝俞；②气血亏虚者配脾俞、气海。

操作：本型针刺用补法，最宜加用灸法，可针灸并用，也可以仅用灸法。

注释：关元为任脉与足三阴之交会穴，位近胞宫，有补益元气、调理冲任之功，是治疗妇科病之要穴；归来位于小腹部，具有活血调经的作用，是治疗经闭之效穴；大赫是肾经与冲脉之交会穴，肾主生殖、冲为血海，二经为妇科病之重要经脉，其穴在小腹部，具有补益肾气、调理冲任之效；

足三里为多气多血的足阳明胃经之合穴，有调补气血的作用；三阴交可调理脾、肝、肾及冲、任二脉，凡月经病不论寒热虚实皆可用之。

（二）血滞经闭

基本处方：中极，归来，子宫，三阴交。

辨证加减：①气滞血瘀者配太冲、血海；②痰湿阻滞者配中脘、丰隆；寒湿凝滞者配神阙。

操作：本型针刺用泻法，气滞血瘀者可配合刺血拔罐的方法，痰湿阻滞与寒湿凝滞可配用灸法，尤其寒湿凝滞者灸法极具特效。

注释：中极为任脉与足三阴经之交会穴，位近胞宫，有活血化瘀、通络止痛的作用，是治疗妇科病实证之要穴；子宫有通胞脉，调气血的作用，是妇科病之特要穴；归来、三阴交在血枯经闭中已述，故不再赘述。

❀ 其他疗法 ❀

（一）灸法

基本处方：关元，中极，归来，三阴交，肝俞，肾俞。

操作方法：可用艾条温和灸或艾炷无瘢痕灸或艾炷隔物灸（姜、附子饼、胡椒饼等，根据证情选用）每次可选用 2~4 穴，每穴施灸 15 分钟或 5~7 壮，每日或隔日治疗 1 次，10 次为 1 个疗程，每疗程间隔 3~5 天。

（二）耳针疗法

基本处方：内分泌，子宫，肝，肾，皮质下，卵巢，神门。

操作方法：每次选用 3~4 穴，常规消毒，常规刺入，留针 30 分钟，期间施以捻转中等刺激 2 次，隔日 1 次。也可以埋针或贴王不留行籽，每天按压刺激 5 次。

（三）腹针疗法

基本处方：引气归元（中脘、下脘、气海、关元），中极，气穴（双），下风湿点（双），水道（双）。

操作方法：用 0.28mm×40mm 的毫针套管迅速刺入皮下，每日 1 次，每次留针 40~60 分钟。治疗到月经来潮。

（四）埋线疗法

基本处方：关元，归来，天枢，三阴交。

辨证加减：①气血不足型者配足三里、脾俞、气海；②气滞血瘀型者配太冲、膈俞、期门；③肝肾亏虚型者配肾俞、肝俞、太溪；寒湿凝滞型者配命门、子宫。

操作方法：常规消毒，常规操作，每15日操作1次，3次为1个疗程。

（五）皮肤针

基本处方：胸5~12两侧背俞穴及夹脊穴（腰骶部为主），下腹部任脉、肾经、胃经、脾经、带脉等。

操作方法：常规消毒，用梅花针从上而下，用中等刺激，循经每隔1cm叩打一点，反复叩刺3遍，重点叩刺腰骶部、下腹部。隔日1次，5次为1个疗程。

（六）火针疗法

基本处方：天枢，三阴交，中极，归来。

辨证加减：①气血不足型者配足三里、气海、气穴；②气滞血瘀型配太冲、血海、肝俞；③肝肾亏虚型者配肝俞、肾俞、太溪；④寒湿凝滞型者配腰阳关、中脘、阴陵泉、子宫。

操作方法：常规消毒，用细火针，速进速出，腹部穴位深度约0.3~0.5寸，余穴深0.2~0.3寸。

注意事项

1. 首先要排除妊娠及妊娠病和绝经的问题。
2. 调畅情志，避免恐惧、焦虑、抑郁及强烈的精神刺激。
3. 平时要做好避孕措施，减少人工流产和避免手术损伤。
4. 及时治疗某些可能导致经闭的疾病，如结核、糖尿病、甲状腺疾病。

小结

引发闭经的原因多而复杂，从西医学的角度分析，本病多见于下丘脑、垂体、卵巢、子宫等功能失调，或者由于甲状腺、肾上腺及慢性消耗性疾病有关，因此西医学治疗一般缺乏有效的手段，往往只能解一时之急，同时很多患者越治越严重，导致了彻底性的闭经。所以当本病发生后就诊中医的患者大有人在，中医治疗本病有着可靠的疗效，能够从源头解决实际性的问题，彻底解除病因，从而达到月事以时下的正常状态。

但是目前中医临床治疗本病存在着一定的误区，中药的治疗处方主要以破气破血为本病的治疗原则，由此也影响到了针灸临床，这一思想观点是影响本病治疗疗效的一个重要原因。古人认为月经不调，以通为法，然通经之法，绝非单纯的破气破血。对此古人早有告诫，经水不通，分有余与不足，医圣张仲景早有言"经闭有血隔、血枯之不同，隔者病发于暂，通之而愈，枯者其来渐，补养乃充"。对此非常明确地指出了闭经有虚实之别，治法攻补各异。通过长期的临床实践来看，本病属于虚证者为多，而纯实证者反而少之，因此临床中以单纯"通法"为治则是不当的思想观点，临证一定要明确辨证，分清疾病之虚实，明辨是虚证的血枯经闭还是实证血滞经闭。虚证的血枯经闭当以益脏为主，温通为辅，益脏当以肾精、肝血、脾气为要；实证的血滞经闭当以活血通经为主，调达冲任为辅的治疗原则。切忌妄行攻破之法，误犯虚虚实实之戒。

因此针灸治疗经闭，应根据虚实的不同选择相应的穴位，按照"虚则补之，实则泻之"而施以相应的手法。治疗寒凝、虚寒性经闭，则需要根据"寒者热之"的原则，在针刺的同时可配用艾灸法，或隔姜、隔盐、隔葱或温针灸等。治疗虚性经闭，常选用气海、关元、足三里、脾俞、肾俞、大赫等穴；治疗实证经闭常选用中极、太冲、三阴交、血海、膈俞、归来等穴。

第七节　痛经

凡在经期和经行前后，出现周期性小腹疼痛，或痛引腰骶，甚至剧痛晕厥者，称为"痛经"，亦称为"经行腹痛"。若偶尔伴随月经出现轻微的腰酸腹坠，不影响日常工作、学习者，不作病论。

痛经是妇科常见病之一，多见于青年妇女。早在《金匮要略·妇人杂病脉证并治》中就有相关记载："经水不利，小腹满痛，经一月再见。"可见中医学对本病认识较早，积累了丰富的相关经验，并具有优势的治疗方法。

痛经发病有虚实之分，实者多由情志不调，肝气郁结，血行受阻而致气滞血瘀。或经期受寒，坐卧湿地，冒雨涉水，寒湿之邪客于胞宫，致使气血运行不畅，冲任阻滞，"不通则痛"；虚者多因禀赋不足，肝肾不足，精血亏虚，或大病久病而致气血虚弱，加之行经后经血更虚，胞脉失养而致"不荣则痛"。病位在胞宫，与冲、任二脉及肝、肾二脏关系密切。变化在气血，表现为痛证。

西医学中将痛经分为原发性痛经和继发性痛经，前者又称为功能性痛经，系指生殖器官无明显器质性疾病者，占痛经的 90% 以上；后者则多继发于生殖器官的某些器质性病变，如盆腔子宫内膜异位症、慢性盆腔炎、子宫腺肌症、妇科肿瘤等。功能性痛经多见于青少年女性，易于治疗。继发性痛经多见于育龄期妇女，病程较长，缠绵难愈。

辨证分型

（一）实证

主症：以经前或行经期小腹剧烈疼痛，痛处拒按，随月经周期而发作为主症。

1. 气滞血瘀型

多因素性抑郁，或愤怒伤肝，肝气郁结，气滞血瘀，每当经前、经期气血下注冲任、胞宫，气血壅滞不通，故致"不通则痛"。表现为小腹坠胀疼痛，常伴胸胁胀满，乳房胀痛，经行不畅，经色紫暗有块，块下后则痛缓解，舌质紫暗，有瘀斑或瘀点，脉沉涩或沉弦。

2. 寒凝血瘀型

常因经期涉水冒雨，或感受风寒，或过食生冷，寒邪客于冲任，血为寒凝，经前、经期气血下注冲任、胞宫，气血壅滞不通，而致"不通则痛"。表现为以经前或行经时小腹或腰骶部冷痛，痛处拒按，得热疼痛则缓解，受寒疼痛则加重，经血量少，色紫暗有块，舌淡胖苔白，脉沉迟或沉紧。

（二）虚证

主症：以行经期、后期、经后小腹或腰骶部绵绵隐痛，痛处喜按，随月经周期而发作为主症。

1. 气血亏虚型

多因素体虚弱，气血不足，或大病久病，耗伤气血，或脾胃虚弱，化源不足，以致气虚血少，冲任失养，经后气血更虚，冲任、胞宫失于濡养，而致"不荣则痛"。表现为小腹绵绵作痛，空坠不适，月经量少、色淡，伴神疲乏力，头晕心悸，舌质淡，脉细。

2. 肾气亏虚型

多因先天禀赋不足，或多产房劳，久病虚损，损伤肾气，以致精亏血少，冲任失养，加之经行血滞，血海空虚，冲任、子宫失于濡养，而致"不荣则痛"。表现为月经量少、质稀色淡，伴腰酸腰痛，头晕耳鸣，舌质淡，脉沉细。

❧ 针刺治疗 ❧

基本治则：调理冲任，温经止痛。以任脉、足太阴脾经穴为主。

（一）实证

基本处方：中极，归来，地机，十七椎，三阴交。

辨证加减：①气滞血瘀者配太冲、血海；②寒凝血瘀者配神阙、子宫。

操作：针刺用泻法，中极与归来针刺时针尖宜稍向下斜刺，并使针感向下传导。施以较强的刺激手法，以疼痛缓解或疼痛消失为标准，气滞血瘀者可加配刺血拔罐法，寒凝血瘀者可加用艾灸法。针小腹部穴位前，需嘱患者排净尿液，针尖宜稍斜向会阴部，一是加强针感反应，以提高疗效，二是降低针刺风险。一般每天治疗 1 次，在疼痛发作期间针刺，可每日 2 次，每次治疗时间 20~30 分钟，留针期间行针 2~3 次。

注释：中极为任脉之穴，与足三阴经交会，可活血化瘀、通络止痛；归来为胃经穴位，其穴近于胞宫，具有活血调经的作用；地机为足太阴脾经郄穴，足太阴经循行于少腹部，郄穴善治痛证，阴经之郄穴善治血证，故本穴是妇科疾病之常用要穴，具有调血通经止痛的作用；十七椎为经外奇穴，是治疗痛经的经验效穴，临床很多患者仅用十七椎之单穴就能治愈许多痛经患者，具有确切的疗效；三阴交为足之三阴之交会穴，可调理脾、肝、肾。

（二）虚证

基本处方：关元，三阴交，十七椎，神阙。

辨证加减：①气血不足者配足三里、脾俞；②肾虚者配肾俞、太溪、大赫。

操作：针刺用补法，多施以捻转手法，在发病期可配用提插手法，疼痛明显者可每日 2 次。本型最适宜加用艾灸法，可温针灸、附子饼灸、隔姜灸等方法，仅用灸法也能获得显著的疗效。一般每日 1 次，疼痛期间可每日 2 次，每次留针 30~45 分钟，留针期间每 10 分钟行针 1 次。

注释：关元邻近胞宫，是补虚的要穴，具有益肝肾、调冲任的作用，并通于足三阴经，与三阴交共同调理任脉及脾、肝、肾三脏；神阙穴具有培元固本、温补阳气的作用，所以非常适合肾气亏虚及气血不足的患者，最适宜于艾灸治疗。本穴历代言只灸不针，现代针灸学中仍是禁针穴，通过实际临床运用来看，针刺本穴并无不良反应，注意消好毒，用细针即可。

其他疗法

（一）灸法

基本处方：关元，归来，三阴交，次髎。

辨证加减：气滞血瘀型者配血海、中极；气血不足型加配足三里、气海；寒湿凝滞型者配神阙、大赫、腰阳关。

操作方法：可行温和灸，每次选用 3~5 穴，每穴每次灸 10~20 分钟，每日 1 次；也可艾炷隔姜灸，每穴 5~7 壮，每日 1 次。一般于月经前 5 日开始艾灸，至月经来潮。

（二）耳针疗法

基本处方：内分泌，内生殖器，子宫，肝，肾，皮质下，神门。

操作方法：在所取的穴位处找到相应的敏感性点，快速刺入相应穴位，留针 20~30 分钟，留针期间捻转 2~3 次，每日 1 次。也可以耳穴埋针或药丸贴压法，每天按压数次。

（三）腕踝针

基本处方：下 1 区。

操作方法：用 1.5 寸毫针向上沿皮刺，每次留针 20~30 分钟，也可以固定留针 12~24 小时。

（四）皮肤针

基本处方：下腹部任脉、肾经、胃经、脾经；腰骶部督脉、膀胱经、夹脊穴。

操作方法：常规消毒，腹部从肚脐向下叩刺到耻骨联合，腰骶部从腰椎到骶椎，先上后下，先中央后两旁，叩刺刺激强度以患者耐受为度，以皮肤潮红为度，每次叩刺 10~15 分钟，隔日 1 次，7 次为 1 个疗程，每疗程间隔 3 日，以达到治愈为止。

（五）三棱针挑治

基本处方：肝俞，脾俞，肾俞，次髎，阿是穴，关元，中极。

操作方法：常规消毒。每次选用两个穴点，连挑 2~3 天，每次选用穴位不同，当治疗缓解后，调为月经前 3 天开始治疗，至月经来潮，一般需要巩固治疗 3 个疗程。

（六）腹针疗法

基本处方：气海，关元，下风湿点（双）。

操作方法：于月经来潮前 3 日开始治疗，用 0.28mm×40mm 的毫针套管迅速刺入皮下，每日 1 次，每次留针 40 分钟，至月经结束，一般连续治疗 3 个月经周期。

（七）埋线疗法

基本处方：三阴交，关元，地机，归来。

辨证加减：气滞血瘀型者配太冲、膈俞、血海；寒湿凝滞型者配足三里、气海；气血不足型者配足三里、脾俞、气海。

操作方法：常规消毒，常规操作，每 15 日 1 次，3 次为 1 个疗程。

（八）火针疗法

基本处方：次髎，地机，三阴交。

辨证加减：气滞血瘀型者配太冲、血海、中极、归来；寒湿凝滞型者配腰阳关、水道、子宫、阴陵泉；气血不足型者配气海、脾俞、足三里。

操作方法：常规消毒，用细火针，常规操作。在月经前 7~10 天开始治疗，隔日 1 次，至月经来潮为止，连续治疗 2~3 个月经周期。

（九）刺血疗法

基本处方：次髎。

操作方法：于次髎穴周围找瘀络点刺放血，然后加拔火罐 5~10 分钟，与月经前 1 周开始治疗，隔日 1 次。

注意事项

1. 针刺治疗痛经有着显著的疗效，绝大多数经过 2~3 个疗程的治疗就能痊愈，但是对某些原因所致者就比较复杂，相当于西医所言的继发性经痛，治疗就比较漫长，需要一定的时间。因此在治疗前先要明确诊断。

2. 临床根据患者的病情，可以用一种治疗方法，也可以几种方法结合使用，尤其对顽固复杂的患者多需要 2~3 种方法配合治疗，以提高临床疗效。

3. 平时注意精神调养，尤其在经前经期更应注意，保持良好的心态。

4. 平时做到饮食起居有常，经期禁生冷寒凉或刺激性饮食。平时要注意防寒保暖，尤其经期更应合理调护。

5. 避免多产房劳，尽量避免人工流产、药物流产。并注意经期卫生，避免经期同房。

小结

痛经是妇科常见病、多发病，西医对本病尚缺乏有效的治疗手段，中医治疗本病则有显著的疗效，尤其以针刺治疗本病具有标本兼治、见效迅速、适应证广、取穴少、无不良反应等众多优势特点，因此针灸治疗痛经可为首选方法。

对本病的治疗掌握好针刺时机具有事半功倍之效，宜选择在月经前 5~7 日为佳，一般直到月经结束。在此时治疗既能够提高临床疗效，又能起到诊断疗效的作用。因为痛经患者的子宫内膜中前列腺素含量较正常妇女明显升高，于经前呈上升趋势，可刺激子宫肌层，使之收缩，此时采用针刺可有效地抑制前列腺素的分泌，缓解子宫的痉挛性收缩，所以抓住治疗时机非常关键。一般需要连续治疗 3 个月经周期，多数能够获得痊愈。

痛经的传统中医治疗多从"不通则痛"去考虑，而往往忽视"不荣则痛"的病理现象，这一点在临床一定注意，对痛经的治疗，除了遵循"通"的法则外，还应顺应生理之自然，培补耗损之不足，注意补养精血。《妇人大全良方》言"肾气全盛，冲任流通"，反之肾气不充，冲任流通受阻必引起疼痛。所以在治疗时首先应分清虚实。疼痛作为痛经的主症，当辨之本病之虚实，要抓住疼痛为核心而辨。以疼痛发作时间而言，痛在经前或经期多为实，痛在经后多为虚。古代医家朱丹溪曾有"将行作痛者，气之滞也，行后作痛者，气血虚也"的论述；以疼痛性质而言，刺痛为实，隐痛为虚；痛时拒按为实，喜按为虚。实证有寒凝和气滞的不同，治疗分别以活血化瘀、理气止痛，温经散寒、通经止痛为治则；虚证有气血虚和肾虚之别，治疗分别以滋养肝肾、补气养血为主。

由此可见，针刺治疗关键点仍在正确的辨证，首先要本着针灸治疗之大则，根据"虚则补之，实则泻之，寒者热之，热者清之"的总原则，视其寒、热、虚、实之不同，分别采用温、清、补、攻四法随证施治，施以针刺、艾灸或其他的方法治疗。临床以调理气血为主，再根据患者不同的证候，或行气，或活血，或散瘀，或温经或补，或泻实。当经痛发作时则以调血止痛以治标，平素调理则当辨证求因以治本。注意辨证，不可见经痛就一味地攻瘀破血为治。

虚证常取用关元、气海、大赫、肾俞、脾俞、足三里、太溪、三阴交等穴；实证常取用中极、归来、太冲、行间、肝俞、膈俞、血海、三阴交、期门等穴。

第十节　崩漏

崩漏是指妇女不在行经期间阴道内突然大流血或淋漓不净的一种病症，前者称之为崩中，表现为发病急骤，暴下如注。《诸病源候论》曰："忽然暴下，谓之崩中。"发病多突然急剧，病情严重，正如《妇科证治约旨》言"崩中者，势急症危"；后者称之为漏下，表现为缓慢发病，出血量少，淋漓不绝。《诸病源候论》曰："非时而下淋漓不断，谓之漏下。"崩与漏则是病情程度的不同，但发病机制相同，二者常相互交替出现，故崩与漏常相互并称，称之为崩漏。

中医学认为崩漏的发生与素体阳盛或脾肾亏虚、房劳多产、饮食不节、七情内伤、过度劳累等因素密切相关，或热伤冲任、迫血妄行；或瘀血阻滞、血不归经；或肾阳亏虚、失于封藏；或脾气虚弱、统摄无权，而致冲任损伤，不能制约经血，使子宫藏泻失常。其病位在胞宫，病变涉及冲、任二脉及肝、脾、肾三脏。病机主要是冲任损伤，固摄失司，而致经血自胞宫非时而下。

本病类似于西医学无排卵型功能失调性子宫出血等相关疾病。尤以青春期或更年期、产后最为多见。

辨证分型

（一）虚证

1. 脾虚型

素体脾虚，或忧思过度，饮食劳倦损伤脾气，脾虚则统摄无权，冲任不固，不能制约经血，而成崩漏。可见血色淡而质稀，头晕心悸，神疲气短，面色萎黄，纳呆食少，舌质淡胖，或有齿痕，苔薄白，脉沉细。

2. 肾虚型

多因先天禀赋不足，肾气不充，天癸初至，冲任未盛；或绝经期肾气渐衰；或久病大病穷必及肾；或房劳多产等均致肾虚。若耗伤精血，肾阴亏虚，因虚失守，虚火动血，迫血妄行而致崩漏，为肾阴虚。可见经色鲜红，质稍稠。头晕耳鸣，腰膝酸软，五心烦热，夜寐不宁。舌红或有裂纹，苔少或无苔，脉细数，为肾阴虚；若素体阳虚，命门火衰，肾阳虚损，封藏失职，冲任不固，不能制约经血而致崩漏，为肾阳虚。可见血色淡红或淡暗，质稀。精神不振，面色晦暗，肢冷畏寒，腰膝酸软，小便清长，大便溏薄。舌淡胖，苔白润，脉沉细无力。

（二）实证

1. 血热型

患者素体阳盛，或素性抑郁，郁久化火，或情志过激，肝火内炽，或感受热邪，或过食辛辣助阳之品，而致实火，热伤冲任，迫血妄行，故致经血非时而下。可见血色深红或紫红，质黏稠，常加有少量血块。或有小腹、少腹疼痛，面赤头晕，烦躁不寐，口干喜饮，便秘尿赤。舌质红，苔黄，脉弦数或滑数。

2. 血瘀型

多因七情所伤，气机不畅，冲任瘀滞，或经期、产后瘀血未净，又感寒、热、湿邪，邪与血结而成瘀，或久病气虚，运行无力而成瘀，瘀阻冲任，血不循经而发为崩漏。可见经色紫暗，有较多的血块。小腹常胀痛剧烈，疼痛拒按，血块排出疼痛缓解。舌质紫暗或有瘀斑，脉沉涩或弦紧。

针刺治疗

基本治则：调理冲任，固崩止漏。

基本处方：隐白，关元，三阴交。

辨证加减：①脾虚者配足三里、脾俞；②肾阴虚者配太溪、肾俞；③肾阳虚者配命门、肾俞；④血热者配血海、行间；⑤血瘀者配血海、太冲；⑥崩者配断红、地机；⑦漏者配百会、气海。

操作：关元穴针尖宜向下斜侧，使针感向会阴部方向斜刺，一是加强疗效，二是降低针刺风险；隐白穴虚证用灸法或针加灸，实证用刺血法；三阴交常规刺，虚证可加用灸法。虚证针刺用补法，多施以捻转手法，最宜加用灸法；实证针刺用泻法，可加用刺血法，可在膈俞、肝俞、隐白施以刺血。一般每日 1 次，崩中者可每日 2 次，每次留针 20~30 分钟，留针期间每 10 分钟行针 1 次。

注释：隐白穴为足太阴脾经之井穴，脾为统血之脏，有健脾统血的功能，是针灸临床中治疗崩漏症之效验穴。早在《保命集》中有载："血不止，鼻衄、大小便皆血，血崩，当足太阴经隐白。"关元为任脉与足三阴经之交会穴，有益元气、健脾肾、调冲任、理经血的作用；三阴交为足之三阴交会穴，有健脾、调肝、补肾的功效，是妇科病之特效穴，有妇科病"第一穴"之称，无论虚实皆能用之。

其他疗法

（一）灸法

基本处方：气海，关元，神阙，三阴交。

辨证加减：①脾虚型者配脾俞、足三里；②肾阴虚者配太溪、肾俞；③肾阳虚者配肾俞、命门；④血热者配行间、血海；⑤血瘀者配太冲、血海、中极。

操作方法：可行温和灸，每次选用 3~5 穴，每穴灸 15~20 分钟，每日 1 次，7 次为 1 个疗程；或隔姜灸，每穴 7 壮，隔日 1 次，5 次为 1 个疗程；或雀啄灸，每穴灸 10~20 分钟，每日 1 次，7 次为 1 个疗程。

（二）耳针疗法

基本处方：子宫，内分泌，肾，肝，脾，卵巢，神门。

操作方法：每次选用 3~4 穴，毫针刺用中等手法，留针 1~2 小时，间歇行针，每日或隔日 1 次。也可以埋针或贴菟丝子，左右两耳交替轮换，每日 1 次，10 次为 1 个疗程。

（三）腹针疗法

基本处方：中极，关元，石门（双），阴交，气穴（双）。

操作方法：用 0.28mm×40mm 的毫针套管迅速刺入皮下，每日 1 次，每次留针 40 分钟。当流血停止后一般需要继续巩固治疗 5~7 次。

（四）埋线疗法

基本处方：三阴交，血海，关元。

辨证加减：气滞血瘀型者配膈俞、合谷、太冲；血热内扰型者配行间、太溪；肾阳亏虚型者配肾俞、命门；气血不足型者配气海、足三里。

操作方法：常规消毒，常规操作，每 15 日 1 次，3 次为 1 个疗程。

（五）皮肤针

基本处方：腰骶部督脉、膀胱经，下腹部任脉、肾经、胃经、脾经，下肢足三阴经。

操作方法：由上向下反复叩刺 3 遍，用中等刺激，叩至皮肤泛红为度，急性患者可早晚每日 1 次，慢性患者每日 1 次。

（六）三棱针挑治

基本处方：在腰骶部督脉或膀胱经上寻找反应点。

操作方法：用三棱针找到并挑破 0.2~0.3cm 长，0.1cm 深反应点，将白色纤维挑断，每次选用 2~4 个点，每 10 天 1 次，连续调治 3 次。

（七）刺血治疗

基本处方：隐白，大敦，三阴交。

操作方法：常规操作，出血量宜少，一般每穴出血 1~2ml 左右即可。

❧ 注意事项 ❧

1. 避免精神刺激，注意调畅情志，保持乐观情绪。日常生活要有规律，起居有常，劳逸适度，注意保暖防寒，不宜冒雨涉水，尤其在经期前后，更应注意。

2. 平时尽量少食生冷寒凉之物，以及辛辣动火之品，在经期更应避免。尽量多食粗纤维食物和新鲜蔬菜水果。

3. 在经期或流产、产后出血未尽者，应注意局部卫生，严禁房事。

4. 对有月经不正常者，如月经先期、月经过多、经期延长等，应及时积极治疗，以免发生本病。

5. 注意本病的一些诱发因素，如带环后而致，尤其当环的位置发生了变动可致，或服用一些药物，如皮质激素、性激素、避孕药等而致。

❧ 小结 ❧

针灸治疗崩漏症有较好的优势性，疗效可靠，中医学对此早有相关之记载，如《灵枢》中言："病注下血，取曲泉。"《甲乙经》中有："妇人漏下，血海主之。"《千金方》有曰："女人漏下赤白及血，灸足三阴五十壮，穴在内踝上三寸，足太阴经，名三阴交。"《外台》载曰："次髎主女子赤白沥。"以上这些均是古医家针刺治疗崩漏留下的相关治疗集验。但中医临床在本病的治疗中，往往则是见血而止，这是不可取的，在治疗上，一定要根据患者发病的缓急和出血久暂的不同，以"急则治其标，缓则治其本"为基本原则，合理的运用塞流、澄源、复旧之三法。

塞流就是止血之法，这种情况适合标证的治疗，当暴崩之际，需要止血防脱，即临床所言的"留得一分血，便是留得一分生机"。此时如果不及时止血，则可会造成虚脱。"崩中者，势急症危"。急症多失血脱气，故遵循"急则治标"的原则，运用塞流大法，止血防脱，多用固气摄血，益气固脱之法。止血之法，应以固气为先。"气为血之帅，血为气之母"，"有形之血不能速生，无形之气所当急固"。因此塞流法在用止血的穴位同时（止血可用断红穴、地机、隐白等）常配用气海、百会、关元、脾俞益气止血，回阳固脱。

当崩证通过塞流法止血治疗后，或是漏证，此时更需要辨证求因、澄清本源，故在中医临床中被称为澄源。临证时，根据出血时间、血量、血色、血质及伴随的症状，并结合舌、脉诊，审证求因，辨其虚实，明确病性，知其根源，然后根据"虚者补之，实者泻之，热者清之，寒者温之"的原则来调理。

当血止后，需要综合调理，以调整月经周期和月经量，恢复到正常的状态，故被称为复旧之法。根据不同的证情辨证论治，固本善其后，或补肾，或健脾，或疏肝。然月经之本在于肾，故总宜益肾固冲调经，本固经血则自调。常选用肾俞、关元、太溪、复溜等穴运用。

第十节　经行前后诸证

一、经行头痛

每当经期或行经前后，出现以头痛为主要症状者，被称为"经行头痛"。本病一般归属于西医学中的"月经前后诸证"或"经前期紧张综合征"之范畴。本病易于诊断，每当发作均与月经有关，以伴随月经周期出现头痛为特点，病情轻重有别，轻者可仅有隐隐不适，重者可影响生活和工作。

⁂ 辨证分型 ⁂

（一）气血亏虚型

多因素体虚弱，或大病久病，耗伤气血；或饮食劳倦，忧思伤脾，脾虚气血化源不足，经行之际，气血下注冲任，气血更虚，不足以濡养清窍，以致头痛。可在经期及经期前后出现头痛头晕，心悸少寐，神疲体倦，气短懒言，面色苍白。常伴月经量少，色淡质稀。舌质淡，苔薄白，脉沉细。

（二）肝火上扰型

多因内伤七情，致肝气郁结化火，而冲脉附于肝，足厥阴肝经循巅络脑，经行时阴血下聚，冲气偏旺，肝火随冲气上逆，清气被扰，而作头痛。可见经行头痛，多以巅顶而痛，常伴头晕目眩，烦躁易怒，口苦咽干，月经量稍多，色红，舌质红，苔薄黄，脉弦细。

（三）气滞血瘀型

多因情志不畅，气滞而血瘀，或经期产后，感受寒热之邪，与血搏结成瘀，或因跌仆外伤，瘀血内阻，经前冲气偏盛，冲气挟瘀血上逆，阻滞脑络，故致头痛。可见经行或经前后出现头痛，头痛剧烈，呈胀痛或痛如锥刺，胸闷不舒，经行不畅，色紫暗，有血块，腹痛腹胀，舌暗有瘀点或瘀斑、脉沉涩。

（四）痰湿上扰型

多因饮食劳倦伤脾，痰湿内生，痰湿滞于冲任，经行之际，冲脉气盛，冲气挟痰湿上逆，阻滞脑络，遂致头痛。可见经行或经前后出现头痛，头痛头晕如裹，胸脘满闷，纳呆腹胀，大便不爽。平日带下量多，色白质粘，常出现月经后期，月经量少。舌质淡，苔厚腻，脉濡滑。

❈ 针刺治疗 ❈

基本治则：理气血，调冲任。

基本处方：百会，头维，三阴交。

辨证加减：①气血亏虚者配足三里、气海；②肝火上扰者配行间、侠溪；气滞血瘀者配太冲、合谷、血海；③痰湿上扰者配中脘、丰隆；④前头痛配印堂、内庭；⑤少阳头痛配太阳、风池；⑥太阳头痛配天柱、昆仑；⑦厥阴头痛配太冲。

操作：百会沿皮向后刺，三阴交常规刺，头维点刺放血。一般每日治疗1次，重症者每日治疗2次，每次留针20~30分钟，留针期间行针2~3次。

注释：百会是诸阳经与督脉、肝经之交会，有开窍醒脑，熄风止痛之功。临床有一窍通百窍通之说，有通诸窍之作用；三阴交为足之三阴之交会，有和血调经的作用；头维穴为足阳明胃经之穴，足阳明经主"血"所生病，又因冲脉隶属于阳明，并足阳明经上行，所以月经前血海有余，冲脉有热，冲脉血热循足阳明上冲，头痛乃作。月经来潮，血热随经血下泄，故其痛自止。头维穴是足阳明经最高的一个穴位，又是足阳明经的标穴之所在，所以用头维穴就具有显著的疗效。

其他疗法

（一）灸法

基本处方：涌泉，百会，公孙，头维。

辨证加减：①肝火型者配风池、阳辅；②血瘀型配太冲、期门；③痰湿型配中脘、丰隆；④气血亏虚型配足三里、脾俞。

操作方法：可行温和灸，每次选用 3~5 穴，于月经前 5~7 日始灸，每日 1 次，每穴灸 15~20 分钟，至月经来潮；或隔姜灸，每穴 7 壮，每日或隔日 1 次，至月经来潮。

（二）耳针疗法

基本处方：内分泌，神门，皮质下，脑。

操作方法：常规消毒，常规针刺。双侧两穴交替用穴，留针 30 分钟，留针期间捻转行针 2~3 次。每日治疗 1 次，于月经前 5~7 天开始治疗，至月经来潮，一般需要 3 个疗程。或用王不留行籽贴压。

（三）腹针疗法

基本处方：引气归元（中脘，下脘，气海，关元），中极，气穴（双），四满（双）。

操作方法：于月经来潮前或月经来潮后开始治疗，用 0.28mm × 40mm 的毫针套管迅速刺入皮下，每日 1 次，每次留针 30~40 分钟。至月经结束后，一般连续治疗 3 个月经周期。

（四）埋线疗法

基本处方：百会，太阳，三阴交，血海。

辨证加减：①肝火型配行间、侠溪；②气滞血瘀者配太冲、膈俞；③气血亏虚者配足三里、气海；④痰湿型者配中脘、丰隆。

操作方法：常规消毒，于月经结束后 10 日开始埋线，每 15 天一次，连续治疗 3 个月经周期。

（五）挑刺疗法

基本处方：长强，至阳，大椎，风池，百会，上星，印堂，膻中，中脘，气海，关元。

操作方法：用挑刺针或用一次性粗针头，自腰骶部（长强穴）向腹部（关元穴）方向挑刺，速度宜快，挑治穴位发红或微出血即可。每周 1~2 次，于月经前 1 周始治疗，一般需要挑治 3~5 次。

❧ 注意事项 ❧

1. 注意调畅情志，避免抑郁恼怒。
2. 饮食宜清淡，少食辛辣香燥，或生冷寒凉之品。
3. 在经期注意劳逸结合，避免剧烈运动。
4. 本病要和其他原因所导致的头痛相鉴别，每当发作与月经密切相关，呈周期性，随着月经的结束而症状消失。

❧ 小结 ❧

经行头痛是月经病中常出现的病证。临床治疗时首先要辨其虚实，根据头痛的时间、性质辨其虚实。一般来说，实证的疼痛多在经前或经期，一般呈胀痛或刺痛；虚性疼痛多在月经结束时，疼痛呈空痛或隐痛，常伴头晕。在治疗时以调理气血为基本原则，实证以行气活血为治，常配用刺血法，虚证以补气养血为治，常配合艾灸法。应用针刺治疗除了病性的诊断，同时还应重视病变经络，明确疼痛部位，确定病变经脉。当疼痛在前额部时，为阳明经头痛，常选用手足阳明经穴位；若疼痛在头部两侧时，为少阳头痛，常选用手足少阳经穴位；若头痛在头顶部位时，为厥阴经头痛，常选用手足厥阴经穴位；若头痛在头部后侧，为太阳经头痛，常选用手足太阳经穴位。临床以病性和病变经脉相结合的方式来处理，则能达到迅速治愈。

二、经行发热

每当经期或行经前后，出现以发热为主要表现的病证，称为"经行发热"。又称"经来发热"。本病一般均归属于西医学中的"月经前后诸证"

或"经前期紧张综合征"之范畴。本病临床易于诊断，每当发作均与月经有关，以伴随月经周期而出现发热为特征。中医学对本病早有认识，早在宋代《陈素庵妇科补解·调经门》中就有本病的记载。到了《医宗金鉴·妇科心法要诀》中则有明确的分析："经行发热，时热潮热之病，若在经前则为血热之热，经后则为血虚之热。发热时热，多是外感，须察客邪之热。午后潮热，多属里热，当审阴虚之热也。"

辨证分型

（一）肝肾阴虚型

患者素体阴血不足，或房劳多产，或久病耗伤阴血，皆可致肝肾阴虚。经行之后，营阴愈虚，虚阳浮越，以致经行发热。可在月经将净或结束之后出现发热，多为午后潮热，可见颧红，五心烦热，烦躁少寐，月经量少，色红。舌质红，苔少而干，脉细数。

（二）气血不足型

患者多因禀赋不足，或劳倦过度，或久病失养，耗伤气血，月经后气血更虚，营卫失调，而致发热。可在经行或经后发热，常伴疲乏无力，头晕目眩，面色无华，少气懒言，月经色淡，质稀。舌淡苔白润，脉沉细或细弱。

（三）肝经郁火型

过度抑郁，郁而化火，火热伏于冲任，经行时冲气旺盛，气火内扰，营卫失调，以致经行发热。可于经前或经期出现发热，烦躁易怒，胸胁、乳房、少腹胀痛，口燥咽干，头晕耳鸣，月经量少，甚或不行。舌红苔黄，脉弦数。

（四）瘀热壅阻型

宿有湿热之邪内蕴，与血搏结成瘀；或经期产后，流产后，余血未净，伤于生冷或因外感内伤，瘀血留滞胞中，经行之际，瘀阻气滞，营卫失调，致而发热。可于经前或经期发热。小腹疼痛而拒按，经色紫暗，多挟有血块。舌质紫暗或舌边有瘀点或瘀斑，脉沉涩。

基本治则：以调气血，和营卫为原则。

基本处方：曲池，血海，三阴交，公孙。

辨证加减：①肝肾阴虚者配太溪、肝俞、肾俞；②气血不足者配足三里、脾俞、气海；③肝经郁火者配行间、太溪、期门；④瘀热壅阻者配膈俞、中极、内庭。

操作：诸穴均常规刺，每日 1 次，每次留针 20~30 分钟，每 5~10 分钟行针 1 次。

注释：曲池为手阳明大肠经之合穴，能清泻阳明和气血分的热证；血海清血分之热；三阴交为脾、肝、肾三经之交会穴，能清肝、健脾、滋肾之效，起滋养阴分之作用；公孙为脾经之穴，又为八脉交会之一，通冲脉，用之可以调冲任，健脾胃，补气血，诸穴合用，可起调血益冲清热的作用。

◈ 其他疗法 ◈

（一）耳针疗法

基本处方：耳尖，内分泌，皮质下，神门。

操作方法：常规消毒，常规操作。双侧耳穴交替使用。留针 30 分钟，每隔 5 分钟行针 1 次，每日 1 次，或用王不留行籽贴压。

（二）埋线疗法

基本处方：曲池，合谷，三阴交。

辨证加减：肝肾阴虚者配肝俞、肾俞、太溪；气血不足者配足三里、气海、脾俞；肝经郁火者配太冲、行间、膈俞；瘀热壅阻者配期门、膈俞、内庭。

操作方法：常规消毒，于月经过后第 15 天开始埋线，每个月经周期 1 次治疗，连续治疗 3 个月经周期。

（三）刺血疗法

基本处方：百会，大椎，膈俞，耳尖。

辨证加减：虚证配膏肓；实证配肝俞、曲池。

操作方法：虚证出血量宜少，微微出血即可，尤其百会与耳尖穴，每周1~2次；实证出血量宜多，尤其膈俞与大椎，针刺后加拔火罐，每周2次。

❖ 注意事项 ❖

1. 调畅情志，保持心情舒畅，避免精神紧张及忧思郁怒，平时劳逸结合。

2. 行经期及经期前后注意保暖防寒，要注意经期及产后卫生。

3. 注意要合理饮食，在月经期避免辛辣燥热及生冷寒凉之品。

4. 注意加强体质锻炼，增强机体抵抗力。

5. 本病宜在月经前2~3天开始治疗为最佳。

❖ 小结 ❖

经行发热每随月经周期而发作，主要为气血营卫失调所致。临证应当审因论治，其总则以调气血、和营卫为主。然后根据患者之病情确定虚实，通过发热的时间、性质来辨其虚实。一般来说，阴虚多为潮热，气虚多为低热怕冷，瘀热一般为乍寒乍热。实热多在经前或行经开始就出现发热，虚热多在行经后期或月经干净之后出现发热。临床治疗主要以调气血，和营卫为主要治则。阴虚时以养阴清热为主，常以太溪、肝俞、肾俞为主穴；气虚者，以益气养血，滋补除热为主，常用足三里、脾俞、气海为主穴；血瘀者以活血化瘀为主，常以血海、膈俞、太冲为主穴。

三、倒经

每当行经前后或行经期，即出现了吐血或衄血，则称为"倒经"，又称为"经行吐衄""逆经"。本病一般均归属于西医学中的"月经前后诸证"或"经前期紧张综合征"之范畴。本病临床易于诊断，每当发作均与月经有关，以伴随月经周期而出现吐血、衄血为特征。中医学对本病早有认识，早在宋代《妇科百问》中就有以问答的方式阐明了本病的发生机理，明朝李时珍所著的《本草纲目》中就明确地提出了"有经气只吐血、衄血者，或眼耳出血者，是谓逆行"之说法。

辨证分型

（一）肝经郁火型

多因情志不遂，或恼怒伤肝，肝郁化火，冲脉隶于阳明而附于肝，经行时冲脉气盛，冲气挟肝火上逆，迫血上行，而致吐血、衄血。可见经前或经期吐血、衄血，量较大，色鲜红。多伴有烦躁易怒，或乳房胀痛，口苦咽干，头晕耳鸣，月经常先期，量少，甚或不行。舌红苔黄，脉弦数。

（二）肺肾阴虚型

多因肺肾素虚，经行时阴血下注冲任，阴虚益虚，而内生虚火，冲脉气盛上逆，引虚火上炎，灼伤血络，而致吐衄。可见经前或经期吐血、衄血，量少。多伴有腰膝酸软，咳嗽少痰，手足心热，颧红盗汗，咽干鼻燥，月经常常先期而来，量少，色红。舌质红，苔少，脉细数。

针刺治疗

基本治则：清热降逆，引血下行为治则。

基本处方：合谷，内关，公孙，血海，三阴交。

辨证加减：①肝经郁火者配行间、期门；②肺肾阴虚者配太溪、肺俞、肾俞；③衄血者配上星、孔最；④吐血者配足三里、中脘。

操作：诸穴常规刺，每日1次，每次留针20~30分钟，每5~10分钟行针1次，一般行针2~3次。一般于月经前3~5天开始治疗。

注释：合谷清头面之热而止吐衄；内关、公孙均为八脉交会之一，分别通阴维脉和冲脉，二穴合用有疏调气机降逆气的作用。取血海以清血热，通月事，降逆气。早在《甲乙经》中言："若血闭不通，逆气胀，血海主之"。三阴交清冲任之热，以治月经不调。诸穴合用，以达清热降逆，引血下行之效。

其他疗法

（一）灸法

基本处方：涌泉，血海，公孙，三阴交。

辨证加减：吐血者配中脘；衄血者配上星。

操作方法：用温和灸的方法，于月经前 5~7 日开始治疗，每日 1 次，每穴灸 15~20 分钟，灸至月经来潮。

（二）耳针疗法

基本处方：内生殖器，皮质下，子宫，肾上腺，内分泌，肝，肾，脾。

操作方法：于月经前 3~5 日开始治疗，每次选用 3~5 穴，留针 30 分钟，每隔 5 分钟行针 1 次，每日 1 次，或用王不留行籽贴压。

（三）埋线疗法

基本处方：三阴交，膈俞，血海。

辨证加减：①肝经郁火者配太冲、行间、膻中；②肺肾阴虚者配肺俞、肾俞、太溪。

操作方法：常规消毒，于月经前 10 天开始埋线，连续治疗 3 个月经周期。

◈ 注意事项 ◈

1. 本病的治疗宜在未发作之前 3~5 天左右开始治疗为最佳，到月经结束为 1 个疗程，一般需要 3 个月经周期的治疗。

2. 在月经期间忌食辛辣刺激性食物，比如辣椒、葱、姜等调味品。

3. 平时注意调摄心情，切忌抑郁暴怒等不良情绪，保持乐观的心态。

4. 如果吐衄不仅仅发生在月经周期，在平时也出现这一症状时，要综合分析，全面考虑，以免延误病情。

◈ 小结 ◈

本病在临床中并不少见，一般治疗较为棘手，合理的针刺具有较好的实际疗效，既能迅速治标，也能有效的治本。经行吐衄多见于青春期妇女，临床以鼻衄为多见。本病主要原因为血热气逆而致，《沈氏女科辑要笺正·月事异常》云："倒经一证，亦曰逆经，乃有升无降，倒行逆施，多有阴虚于下，阳反上冲，非重剂抑降，无以复其下行为顺之常。甚者且需攻破，方能顺降。盖气火之上扬，为病最急。"这与经前、经期冲脉之气偏盛有关，治疗上应本着"热者清之""逆者平之"的原则来处理，以清热降逆平冲，引血下行为主。但是也有虚实之分，通过出血的性质、特点中可以明确虚实之因，在治疗时，除了抓住引血下行主要治则，还要根据虚实施以对症的合理治疗。

四、经行泄泻

每当经前或经期，大便溏薄，甚至清稀如水，日解数次，而当月经结束其病自止，称为"经行泄泻"。亦称为"经来泄泻"。本病一般归属于西医学中的"月经前后诸证"或"经前期紧张综合征"之范畴。本病临床易于诊断，每当发作均与月经有关，以伴随月经周期而出现泄泻为特征。中医学对本病早有认识，早在宋代《陈素庵妇科补解》中已有相关记载："经正行忽病泄泻，乃脾虚。亦有外感风冷、内伤饮食而致脾气不实者。虚者补之，风冷所感则温之，饮食所伤则消之……"到了清代《医宗金鉴·妇科心法要诀》中已有较为全面的分析，在书中记载："经来泄泻，乃脾虚也，宜用参苓白术散。鸭溏清澈冷痛，乃虚寒也，宜用理中汤。肌热渴泻，乃虚热也，宜用七味白术散。呕饮痰水，乃虚湿也，宜用香砂六君子汤。"

❧ 辨证分型 ❧

（一）脾虚型

患者素体脾虚，或忧思劳倦，饮食不节，损伤脾气，经行之际，气血下注冲任，脾气更虚，运化失司，故水湿内停，下走大肠，而致泄泻。可在经前或经期大便泄泻，脘腹胀满，神疲肢倦，面色萎黄，经行量多，色淡质稀，平时带下量多，色白质黏，无臭气，或面浮肢肿。舌淡胖，苔白腻，脉濡滑。

（二）肾虚型

患者素体肾阳不足，或房劳多产，命门火衰，经行之际，气血下注冲任，肾气益亏，命火愈衰，不能温煦脾土，脾失健运，遂致泄泻。可在经前或经期，大便泄泻，或五更而泻，腰酸腿软，畏寒肢冷，头晕耳鸣。月经量少，色淡，平时带下量多，质清稀如水，面色晦暗。舌淡，苔白滑，脉沉迟无力。

❦ 针刺治疗 ❦

基本治则：以温肾健脾为治则。

基本处方：天枢，足三里，三阴交，神阙。

辨证加减：①脾虚者配阴陵泉、脾俞；②肾虚者配肾俞、关元。

操作：诸穴常规刺，每日治疗 1 次，每次治疗 30~45 分钟，留针期间每 10 分钟左右行针 1 次，一般行针 3 次。同时配合温针灸则有更佳的疗效。最宜选择在月经前 5 天开始针刺为最佳，直到月经来潮。

注释：天枢为大肠的募穴，根据阳病行阴，故令募在阴的理论，取之天枢治疗大肠腑病。其穴又在腹部，在调理肠胃的同时，还能调经；足三里为胃腑的下合穴，大肠小肠皆属于胃，所以足三里具有健脾补气的作用；三阴交为足之三阴交会，有健脾、补肾、疏肝的作用，同时还能有效的调经。

❦ 其他疗法 ❦

（一）灸法

基本处方：天枢，中脘，神阙，三阴交。

辨证加减：①脾虚者配脾俞、足三里；②肾虚者配肾俞、关元。

操作方法：可行温和灸，每穴灸 20~30 分钟，每日 1 次，于月经前 7~10 天开始治疗；也可以艾炷隔姜灸，每穴灸 5~7 壮，每日 1 次；也可以用艾炷隔附子饼灸，选用 3~5 穴，于月经前 1 周开始治疗。

（二）耳针疗法

基本处方：卵巢，内分泌，皮质下，大肠，脾。

操作方法：每次选 3~4 穴，常规消毒，常规针刺，两侧交替用穴。留针 20 分钟，留针期间捻转行针 2~3 次，每日治疗 1 次，于月经前 7 天开始治疗，至月经来潮。或用王不留行籽贴压。

（三）腹针疗法

基本处方：引气归元（中脘，下脘，气海，关元），腹四关（双滑肉门、双外陵），天枢（双），神阙。

操作方法：于月经来潮前 3 日或月经来潮后开始治疗，常规消毒，用 0.28mm×40mm 的毫针套管迅速刺入皮下，每日 1 次，每次留针 30 分钟，神阙施灸 20 分钟。至月经结束后，一般连续治疗 3 个月经周期。

（四）埋线疗法

基本处方：天枢，关元，三阴交。

辨证加减：脾虚者配足三里、脾俞；肾虚者配肾俞、太溪。

操作方法：常规消毒，于月经来潮前或月经后开始埋线治疗，每 15 天治疗 1 次，连续治疗 3 个疗程，避开月经期埋线。

❧ 注意事项 ❧

1. 注意调节情绪，避免忧思郁怒，保持心情舒畅。
2. 注意饮食调理，在经前或经期避免生冷寒凉之物。
3. 在经期要注意劳逸适度，避免过劳，以免损伤中气。
4. 房事有节，避免房劳多产，减少流产，以免损伤肾气。
5. 针刺最佳时间宜选择在未发病前治疗为佳。
6. 经期避免感受风寒，注意保暖。

❧ 小结 ❧

本病在临床中并不少见，一般治疗较为棘手，不经合理的治疗很难痊愈，合理的针刺具有较好的实际疗效。首先必须明确诊断，本病以每逢月经来潮而发生泄泻，临床以虚证为多，辨证时应着重从大便的性状及泄泻的时间，再结合患者全身症状来辨之。脾虚者一般便多溏稀，兼脘腹胀满；肾虚者多以五更泻或清稀如水，兼有腰酸肢冷。但在临床实际中，以脾肾两脏合并者为多，以脾肾两虚或脾虚肝旺并病的情况更为多见，所以临证应当明确分析，明确病变累及的脏腑，脾肾两虚者则以温肾健脾为治，以肾俞、脾俞、足三里、三阴交为主穴，尤以灸法为妙；若脾虚肝旺则以行间、脾俞、肝俞、足三里为主穴。

五、经行浮肿

每当经行前后或经期，出现以四肢、面目浮肿为主症，而经后渐消，称为"经行浮肿"。亦称"经来浮肿"。本病一般归属于西医学中的"月经前后诸证"或"经前期紧张综合征"之范畴。本病临床易于诊断，每当发作均与月经有关，以伴随月经周期而出现浮肿为特征。中医学对本病的记载相对较晚，记载也相对较少，目前最早的文献记载应见于明代《校注妇人良方·妇人血分水分肿满方论》中，其云："妇人经水不通，则化为血，血不通，则复化为水。故先因经水断绝，后至四肢浮肿，致小便不通，名曰血分……若先因小便不通，后身面浮肿，致经水不通，名曰水分……经脉不通而化为水，流走四肢，皆肿满，亦名血分。"而将"经行浮肿"作为病名来具体论述，已到了清代时期，如清朝叶天士《叶氏女科证治·调经上》称为"经来遍身浮肿"，并有具体运用："经来遍身浮肿，此乃脾土不能运化变为水肿，宜服木香调胃汤。"

辨证分型

（一）脾肾阳虚型

患者多因素体脾肾两虚，或思虑、劳倦过度伤脾；房劳多产、久病伤肾，脾肾阳虚，经水将行气血下注冲任。血虚气弱，脾肾益虚，脾虚不能运化，肾虚不能化气行水，水湿不化，溢于肌肤，而致浮肿。可见经前或经期面浮肢肿，腰膝酸软，疲倦乏力，腹胀纳少，大便溏薄。经行量多，色淡质稀。舌质淡，苔白或腻，脉沉缓或濡细。

（二）肝郁气滞型

多因七情内伤，肝失调达，疏泄无权，气行不畅。经水将行，气血下注冲任，气血壅盛，气机更加郁滞，水湿宣泄不利，溢于肌肤，而致浮肿。可见经前或经期，面浮肢肿，经前小腹胀满，胸胁胀痛，善叹息，月经量少，色暗红，或有小血块。舌两边紫暗，有瘀斑或瘀点，苔白，脉弦。

针刺治疗

基本治则：虚证温肾健脾利水；实证行气活血利水。

基本处方：三焦俞，三阴交，水分，阴陵泉。

辨证加减：①脾肾阳虚者配脾俞、肾俞；②肝郁气滞者配太冲、肝俞；③面部水肿者配水沟；④脘腹胀满者配中脘。

操作方法：诸穴常规刺，每日治疗 1 次，最佳治疗时机应在月经前 7~10 天左右开始治疗，到月经来潮，一般连续治疗 3 个月经周期可达治愈。每次留针 30~45 分钟，每 10 分钟左右可行针 1 次，一般留针期间行针 3 次。

注释：三焦俞为三焦背俞穴，三焦主要功能运化水液，背俞穴为脏腑之气输注于背部的俞穴，用三焦俞能调整三焦气化功能，加强水液的气化；三阴交为足之三阴之交会，具有健脾化湿，养血调经的作用；水分为水之分路，利水消肿是其主要的作用，是历代治疗水肿之要穴；阴陵泉为脾经合穴，具有较强的健脾利湿作用，在临床中有健脾利湿"第一穴"之称。诸穴合用，使得水湿之邪下输膀胱，达到利水消肿的作用。

其他疗法

（一）灸法

基本处方：肾俞，三焦俞，阴陵泉，三阴交，关元。

操作方法：可行温和灸，于月经前 7~10 日始灸，每穴可灸 15~20 分钟，每日 1 次；也可艾炷灸，每穴可灸 3~5 壮，每日 1 次；或附子饼灸，每穴灸 3~7 壮，每日 1 次。

（二）耳针疗法

基本处方：内分泌，皮质下，肾上腺，神门，膀胱，肾，脾。

操作方法：双侧交替用穴，每次选用 3~5 穴，常规消毒，常规针刺。留针 30 分钟，每 3~5 分钟行针 1 次，施以中等刺激，每日 1 次。或用王不留行籽贴压。

（三）腹针疗法

基本处方：引气归元（中脘，下脘，气海，关元），大横（双），腹四关，水道（双）。

操作方法：于月经来潮前或月经来潮后开始治疗，常规消毒，用 0.28mm×40mm 的毫针套管迅速刺入皮下，每日 1 次，每次留针 30~40 分钟。至月经结束后，一般连续治疗 3 个月经周期。

（四）埋线疗法

基本处方：肾俞，三焦俞，肾俞，脾俞，水分。

辨证加减：①脾肾阳虚者配命门、关元；②肝气郁滞者配太冲、期门。

操作方法：常规消毒，于月经前 15 天开始埋线治疗，连续治疗 3 个月经周期。

❧ 注意事项 ❧

1. 注意调畅心情，避免忧思郁怒，保持心情舒畅，尤其在经前及经期。

2. 注意合理的饮食，在经前及经期要避免寒凉生冷之物，合理食用盐的摄入量。

3. 起居有常，不可过度熬夜，注意劳逸结合。

4. 房事有节，避免多产，有效避孕，减少各种流产。

5. 本病的治疗最宜选择在经前 7~10 天开始治疗，到月经来潮为 1 疗程，一般经 3 个疗程的治疗可获得痊愈。

❧ 小结 ❧

经行浮肿则是经期常出现的一个临床病证，针刺治疗本病则有显著的疗效，若能合理的辨证，则能较快地改善。本病与脾、肾关系密切，因脾主运化，肾司开阖，若脾肾运化、开阖的功能失调，水湿不化，溢于肌肤，遂为浮肿。脾肾两脏为精血生化之源，月水之本，若生化之源不足，复因经行阴血下注血海，则脾肾益虚，故致经行浮肿。可见，本病主要以虚证为多见，若见面浮肢肿，形寒肢冷，腰膝酸软，大便溏薄等症，其证为虚；如果见面部四肢浮肿，经行不爽，少腹胀痛，其证属实。在非经期治疗以治本为主，常选用气海、足三里、脾俞、肾俞、命门等穴，经期治疗以利水调经为主，常选用阴陵泉、水分、三焦俞、三阴交等穴。

六、经行情志异常

每当行经前后，或当经期出现烦躁易怒，或情志抑郁，悲伤啼哭，喃喃自语，或彻夜不眠，经后恢复如常，称为"经行情志异常"又称为"周期性情志异常"，亦称为"周期性精神病"。本病一般均归属于西医学中的

"月经前后诸证"或"经前期紧张综合征"之范畴。本病临床易于诊断，每当发作均与月经有关，以伴随月经周期而出现情志变化为特征。临床中轻度的情志变化较多见，但是较重的患者较少。中医学早在宋代《陈素庵妇科补解》中就专门载有"经行发狂谵语方论"，对其病因病机、临床表现、证治方药等均有详细的论述。可见本病古医家对此认识较早，并且积累了一定的临床经验，针刺治本病则有显著的疗效，具有见效快，疗效高的特点。

辨证分型

（一）心血不足型

患者素性怯弱，思虑劳倦伤脾，脾虚化源不足，精血虚少，心失所养，经期气血下注冲任，心血更加不足，心神失养，故致情志异常。可于经前或经期精神恍惚，心神不宁，无故悲伤，心悸失眠，体虚乏力，月经量少，色淡，舌薄白，脉细。

（二）肝气郁热型

素性抑郁，肝气不舒，郁而化火，冲脉隶于阳明而附于肝，经期冲气旺盛，挟肝火上逆，扰乱心神，而致情志异常。可于经前或经期见精神抑郁不乐，坐卧不安，或烦躁易怒，胸闷胁胀，头晕目眩，口苦咽干，心烦失眠，不思饮食，月经先后无定期，量或多或少，色深红，多伴有血块，苔黄，脉弦数。

（三）痰火上扰型

素体痰盛，或情志内伤，肝木乘脾，脾虚生湿，湿聚成痰，痰积日久化热，痰火内盛，经前冲气偏盛，冲气挟痰火上逆，上蒙心窍，扰动心神而致情志异常。可于经前或经期狂躁不安，烦躁谵语，心烦不寐，头痛如裹，面红目赤，心胸烦闷，经量多，色红，质稠，苔黄腻，脉滑数。

针刺治疗

基本治则：以养心安神为主要治则。
基本处方：百会，神门，三阴交，太冲。

辨证加减：①心血不足者配心俞、内关；②肝气郁热者配行间、期门；③痰火上扰者配中脘、丰隆。

操作方法：心血不足者百会向前平刺，其余两型百会向后平刺，神门不超过 0.5 寸深，余穴常规刺。每日 1 次，每次留针 30~45 分钟，留针期间每 10 分钟左右行针 1 次，一般行针 3 次。于每次月经前 7~10 日开始治疗，至月经来潮，一般需要 3~5 个月经周期。

注释：百会位于巅顶，有镇惊宁神之功；神门为心之原穴，可养心安神；三阴交为脾、肝、肾三经之交会，可健脾调血，疏肝益肾，是治疗妇科疾病之要穴；太冲有疏肝解郁、清肝养血的作用。

其他疗法

（一）灸法

基本处方：百会，膻中，三阴交，内关。

辨证加减：①肝郁火旺者配太冲、太溪；②心血不足者配心俞、脾俞；③痰热上扰者配丰隆、内庭。

操作方法：可行温和灸，于月经前 7~10 日开始治疗，每次选用 3 穴，交替用穴，每穴 20 分钟，至月经来潮。

（二）耳针疗法

基本处方：心，肝，内分泌，神门，皮质下。

操作方法：双侧两耳交替用穴，常规消毒，常规针刺，留针 30 分钟，留针期间施以捻转手法行针 3 次，每日 1 次，于月经前 1 周左右开始治疗，至月经结束。或用王不留行籽贴压。

（三）埋线疗法

基本处方：百会，膻中，内关，三阴交。

辨证加减：肝郁火旺者配行间、太冲；心血不足者配足三里、脾俞、心俞；痰热上扰者配丰隆、中脘、内庭。

操作方法：常规消毒，避开月经期治疗，每 15 天治疗 1 次，连续治疗 3~5 个疗程。

1. 调畅情志对本病有至关重要的作用，在经前及经期避免精神方面等刺激，切忌抑郁生气，恼怒忧思，保持心情舒畅。

2. 本病需要与患者深入地沟通，针对患者的思想情绪进行解释安慰，让患者积极主动配合治疗。

3. 本病针刺治疗疗效较佳，若达到有效治疗的目的，常需要3个以上的疗程治疗。

4. 平时劳逸适度，减少思想压力，尤其在经期及月经前后更应注意。

5. 本病必须与月经周期密切相关，以月经期有规律地出现情志异常为辨证要点。

小结

本病的治疗主要抓住养心安神为主要治疗原则，对于重症者多配用镇静安神的相关穴位，如神庭、本神、印堂等穴，然后再根据具体辨证或养心血，如神门、心俞、足三里等穴，或泄肝热，如行间、太冲、肝俞、期门等，或清痰火，如中脘、丰隆、阴陵泉等穴。再根据虚实施以或补或泻手法。

七、经行乳胀

每当经前或经期，出现乳房作胀，甚至胀满疼痛，或乳头痒痛，甚至不能触衣者，称"经行乳胀"。亦称"经行乳房胀痛"。本病一般归属于西医学中的"月经前后诸证"或"经前期紧张综合征"之范畴。本病临床易于诊断，每当发作均与月经有关，以伴随月经周期而出现乳房胀痛变化为特征。一般多见于青壮年妇女，是月经病中常见的一个症状。在古代文献中对本病的记载较少，在清代《妇科玉尺》中可有类似记载："妇人平日水养木，未孕为月水，既孕则养胎，既产则为乳，皆血也，今邪逐血并归于肝经，聚于膻中，结于乳下，故手触之则痛。"

◈ 辨证分型 ◈

（一）肝郁气滞型

患者素性抑郁，或郁怒伤肝，疏泄失司，经前或经期冲脉气血充盛，冲脉隶于阳明而附于肝，肝脉挟乳，气血瘀滞，乳络不畅，而致乳房胀痛或乳头痒痛。可于经前出现乳房胀痛，或乳头痒痛，痛甚不可触衣，经行多不畅，色暗红。经行小腹常胀痛，胸闷胁胀，精神抑郁。苔薄白，脉弦。

（二）肝肾阴虚型

患者素体多阴虚，或久病失血伤津，经行时阴血下注，经血益亏，肝肾精血益感不足，乳络失于濡养，而致乳胀。可于经行或经后两乳作胀，腰膝酸软，两目干涩，咽干口燥，五心烦热。舌质红，苔少，脉弦细而数。

◈ 针刺治疗 ◈

基本治则：疏肝行气，通络止痛。

基本处方：内关，膻中，乳根。

辨证加减：①肝郁气滞者配太冲、期门、足临泣；②肝肾阴虚者配肾俞、肝俞、太溪。

操作方法：膻中穴用两针，针尖各朝向乳房部，乳根向乳房基底部的方向刺，内关常规刺。每日1次，每次留针30~45分钟，留针期间每10分钟行针1次，一般行针3次。每于经前7~10日开始治疗至月经来潮。

注释：内关为手厥阴心包经之络穴，有很好的宽胸理气、疏肝解郁的作用，临床中有"心胸取内关"之用；膻中为八会之气会，且肝经络于膻中，与乳根穴均位于乳房，既能疏肝理气，又可直接通乳络。

◈ 其他疗法 ◈

（一）灸法

基本处方：屋翳，膻中，三阴交，太冲。

辨证加减：肝气郁结者配期门；肝肾阴虚者配太溪、照海。

操作方法：用温和灸，于月经前 1 周开始治疗，每日 1 次，每穴灸 15~20 分钟，至月经来潮。

（二）耳针疗法

基本处方：乳腺，屏间，内分泌，皮质下。

操作方法：两耳交替用穴，常规消毒，常规针刺，留针 20 分钟，留针期间施以捻转手法行针 3 次。每日治疗 1 次，于月经前 1 周左右开始治疗。或用王不留行籽贴压。

（三）腹针疗法

基本处方：引气归元（中脘，下脘，气海，关元），滑肉门（双），平肝穴，上风湿点（患侧）。

操作方法：于月经来潮前 5~7 天开始治疗，常规消毒，用 0.28mm×40mm 的毫针套管迅速刺入皮下，每日 1 次，每次留针 30~40 分钟。至月经来潮或月经结束，一般连续治疗 3 个月经周期。

（四）埋线疗法

基本处方：膻中，乳根，太冲，内关。

辨证加减：①肝郁气滞者配期门、膈俞；②肝肾阴虚者配肝俞、肾俞、太溪。

操作方法：常规消毒，于无症状时开始治疗，每个月经周期治疗 1 次，连续治疗 3 个月经周期。

注意事项

1. 调畅情志对本病有至关重要的作用，注意情志的调节，在经前及经期避免精神方面的刺激，保持心情舒畅，忌忧思恼怒、避免一切情志过度刺激。

2. 禁食辛辣之品，戒烟限酒。

3. 生活起居有规律，劳逸结合。

4. 上身内衣要求宽松，不可过紧。

5. 针刺宜选择在月经来潮前开始有事半功倍之效。

小结

本病是月经前后诸症中发病率最高的疾病，多数患者是在病痛中度过，一般很少选择治疗，这是因为多数方法治疗效果不佳而致。而针刺治疗有确实的疗效，若能正确的辨证组方用穴，则有立针立效的作用。本病主要以乳房胀随月经周期性发作为辨证要点，多数在月经前3~7天左右发生，严重者可在月经前半个月左右就有症状，至月经前2~3天乳胀明显加重，当月经来潮或月经结束后症状逐渐消失。本证有虚有实，要正确的辨证。一般实者，多于经前、经期、乳房按之有块，触之即痛，需要以疏肝理气，通络消胀为治则，配用刺血的方法有更好的疗效，常取用太冲、期门、足临泣、膻中等穴位；虚者多于行经之后出现，乳房比较柔软，治疗以柔肝养血法为常用，此时配用艾灸治疗则更有效，常用肝俞、肾俞、太溪、三阴交、足三里等穴位。

八、经行口糜

每当经前或行经时，而出现口舌生疮、糜烂，而经后渐愈，月月反复，称为"经行口糜"。本病相当于西医学的口腔溃疡。中医学对经行口糜这一病名的历代文献记载甚少，但对单纯的口糜记载甚早，早在古代医学圣典《黄帝内经》中就有关于口糜的记述，《素问·气厥论》中曰："膀胱移热于小肠，鬲肠不便，上为口糜。"尔后历代医家对此多有相关发挥，临床治疗经行口糜的相关内容可对此参考运用。

辨证分型

（一）阴虚火旺型

患者素体阴虚，或郁火伤阴，或热性病后，阴津耗伤，当经期阴血下注冲任，则营阴愈虚，虚火内炽，随冲气而上，灼伤口舌，而致口糜。可见经期口舌生疮、糜烂，五心烦热，形体消瘦，口干咽燥，月经量少，色红。舌红少苔，脉细数。

（二）胃热熏蒸型

患者平时嗜食辛辣香燥之品或膏粱厚味，致使肠胃蕴热，而冲脉隶属于阳明，经前冲气偏盛，冲气挟胃热上炎，灼伤口舌，而致口舌糜烂。可见经前、经期口舌生疮，糜烂疼痛。渴喜冷饮，或口臭，大便秘结，小便短赤，月经量多，色深红。舌红苔黄，脉滑数。

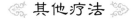 针刺治疗

基本治则：阴虚火旺者以滋阴清热为治则；胃热熏蒸者以清胃泻火为治则。

（一）阴虚火旺

基本处方：三阴交，廉泉，照海，通里。

操作方法：廉泉向舌根方向斜刺，余穴常规刺。每日 1 次，每次 20~30 分钟，每 5~10 分钟行针 1 次，一般行针 3 次。于月经前 5~7 天开始治疗为最佳，到月经来潮为 1 个疗程，一般需要 2~3 个疗程的治疗。

注释：三阴交通调脾、肝、肾，具有滋阴降火的作用；廉泉为阴维脉、任脉之会，肾经所结之处，可滋阴降火；照海为足少阴经穴，阴跷脉始发，为滋阴要穴，有滋阴"第一穴"之称，可导虚热下行；通里为手少阴经的络穴，可养阴清心。

（二）胃热熏蒸

基本处方：内庭，劳宫，地仓，合谷。

操作方法：诸穴常规刺。方法同上。

注释：内庭为胃经之荥穴，"荥主身热"，可清泻阳明经之邪热；劳宫为手厥阴经的荥穴，可清心火而止痛；地仓为足阳明胃经与阳跷脉之会，可清泻阳明邪热；合谷为四总穴之一，"面口合谷收"，可清泻阳明之热，为治疗口腔疾患的要穴。

其他疗法

（一）灸法

基本处方：涌泉，三阴交，足三里。

操作方法：涌泉穴施以雀啄灸，灸之局部红晕为度，三阴交、足三里施以温和灸，每次灸 15~20 分钟，每日 1 次，于月经前 5 日施治，至月经来潮。

（二）刺血疗法

基本处方： 厉兑，中冲，耳尖，曲泽。

操作方法： 常规消毒，用一次性无菌刺血针头点刺出血，虚证出血量宜少（每穴 3~5 滴即可），实证出血量宜多（每穴 2~3ml，曲泽穴刺后加拔罐），隔日 1 次，月经期停用，10 次为 1 个疗程。

（三）腹针疗法

基本处方： 引气归元（中脘，下脘，气海，关元），大横，上风湿点，下风湿点。

操作方法： 于月经来潮前 3 天开始治疗，常规消毒，用 0.28mm × 40mm 的毫针套管迅速刺入皮下，每日 1 次，每次留针 30~40 分钟。至月经结束后，一般连续治疗 3 个月经周期。

注意事项

1.饮食宜清淡，注意口腔卫生，忌食辛辣刺激性食物，多吃新鲜的蔬菜水果，戒烟酒。

2.节制房事，避免房劳多产，减少各种流产的发生，以免耗伤津液。

3.经前及经期注意休息，劳逸适度。

小结

本病发病特点就是口糜，但其发生必须与月经周期有关，有规律地反复发生在行经期间，亦可见于行经前，或经血止后，当非月经而自愈，月月反复发作。本病针刺治疗有较好的疗效，治疗时仍要遵从辨证。临床以热证为主，或阴虚热，或因实热，所以治疗以泻火为主要原则，虚证以滋阴泻火为用，实证以清热泻火为主要原则，可配用刺血法。

第十一节　绝经前后诸证

妇女在绝经前后，出现烘热汗出，眩晕耳鸣，心悸失眠，烦躁易怒，五心烦热，或腰背酸痛，浮肿泄泻，或月经紊乱，情志不宁等与绝经有关的证候，就称为"绝经前后诸证"，又称为"经断前后诸证"。相当于西医学中的绝经综合征、围绝经期综合征、更年期综合征以及卵巢早衰等病。本病的临床表现繁杂多样，病情轻重相差很大，持续时间长短不一，病情短的患者仅有数月，而病情长的患者可有数年而不愈。古代医学对此尚无专有病名或专篇论述。可散见于"失眠""眩晕""年老血崩""年老经断复来""脏躁""百合病"等范围，临床可参考这些病名中的相关文献来学习研究。

❧ 辨证分型 ❧

（一）肾阴虚型

患者多因素体阴虚，或房劳、多产、久病等，皆可致阴血不足，绝经前后，天癸渐竭，肾阴益亏，致机体阴阳失调，脏腑功能紊乱，遂发绝经前后诸证。可见经断前后头晕耳鸣，烘热汗出，五心烦热，心悸失眠，腰膝酸软。或伴月经先期或先后不定，经色鲜红，量或多或少，或皮肤干燥、瘙痒，口干咽燥，大便干结，尿少色黄。舌红少苔，脉细数。

（二）肾阳虚型

患者多因素体阳虚，或房事不节，或过用寒凉及过度贪凉饮冷等，可致肾阳虚愈，经脉失于温养，而致经断前后诸证。可见经断前后腰膝冷痛，面色晦暗，神疲乏力，形寒肢冷，大便溏薄，或经量多，经色暗淡，或崩中漏下，或面浮肢肿，或夜尿多，小便频数或失禁，或带下清稀。舌淡，或胖嫩，边有齿痕，苔薄白，脉沉迟无力。

（三）肾阴阳两虚型

当绝经前后，肾精亏虚，天癸将竭，肾气不充，或阴损及阳，阳损及阴，以致真阴真阳不足，不能温煦、濡养脏腑，机体的生理活动失调，而致诸症出现。可见绝经前后，月经紊乱，量或多或少，腰背冷痛，头晕耳鸣，健忘，乍寒乍热，烘热汗出，寒出恶风；舌淡，苔薄白，脉沉细。

☙ 针刺治疗 ☙

基本治则：补益肾精，调理冲任。

基本处方：三阴交，肾俞，太溪，关元。

辨证加减：①肾阴虚者配照海、然谷；②肾阳虚者配命门；③肾阴阳俱虚者配复溜、命门。

操作：诸穴常规刺。每日治疗1次，也可以隔日1次，每次留针30~45分钟，留针期间每10分钟左右行针1次，一般行针3次。一般10次为1个疗程，每疗程间休息3~5天。以补法或平补平泻法为用，肾阳虚者最适宜加用艾灸法，也可以仅用艾灸法治疗。

注释：三阴交为足之三阴之交会，可健脾、疏肝、补肾的作用，有理气开郁，调补冲任的作用；肾俞为肾的背俞穴，具有阴阳同调的作用；太溪为肾的原穴，"五脏有疾取之于原"，肾虚故用之；关元为任脉与足三阴之交会，有益肾元、调冲任的作用。

☙ 其他疗法 ☙

（一）灸法

基本处方：大椎，三阴交，肾俞，膈俞。

辨证加减：肾阴虚配太溪、照海；肾阳虚配关元、命门；肾阴阳两虚配命门、照海。

操作方法：可用温和灸，每次选用3~5穴，每穴灸10~20分钟，每日1次，10次为1个疗程；或隔姜灸，艾炷如枣核大，每穴3~5壮，隔日1次，15次为1个疗程，每疗程间隔5日；或温针灸，每次选用3~5个穴位加用艾灸，每次15分钟，每日或隔日1次，10次为1个疗程。

（二）耳针疗法

基本处方：卵巢，内分泌，肾，脑。

辨证加减：心悸失眠者加配神门、心；烦躁易怒者加肝；汗出、五心烦热者加配交感、皮质下。

操作方法：毫针用轻刺激，留针 20 分钟，每日或隔日 1 次，10 次为 1 个疗程。也可以埋针或贴王不留行籽。

（三）腹针疗法

基本处方：引气归元（中脘，下脘，气海，关元），腹四关，气穴（双），商曲（双），关元下 5 分，大横（双）。

操作方法：常规消毒，用 0.30mm×40mm 的毫针套管迅速刺入皮下，每日 1 次，每次留针 30 分钟。10 次为 1 个疗程，每疗程间隔 5~7 日，一般治疗 3 个疗程。

（四）埋线疗法

基本处方：肾俞，肝俞，太溪。

辨证加减：①肾阴虚型者配三阴交；②肾阳虚型者配命门；③肾阴阳两虚者配命门、三阴交。

操作方法：常规消毒，常规操作，每 15 日治疗 1 次，3 次为 1 个疗程。

（五）火针疗法

基本处方：关元，合谷，太冲，肾俞，三阴交。

辨证加减：①肾阴虚者配然谷、太溪；②肾阳虚型者配命门、足三里；③肾阴阳两虚者配命门、太溪。

操作方法：常规消毒，用细火针，速进速出，腹部穴位针刺深度为 0.3~0.5 寸，余穴深度为 0.1~0.3 寸。

❧ 注意事项 ❧

1. 调畅情志，保持舒畅的心情，切忌忧郁恼怒。特别在经期将绝阶段，调适心理状态，提高自我调节和自我控制能力，适应身体变化。

2. 劳逸结合，减少工作及生活中各种压力。加强体育锻炼，增强体质，有效地缩短病程。

3. 做到起居有常，饮食有节，合理的起居有利于身心健康。要做到全面膳食，不偏食，少食高脂肪、高糖及刺激性食物，多食新鲜蔬菜及水果。

4. 本病治疗多较缓慢，一般需要几个疗程的坚持治疗。

❦ 小结 ❦

绝经前后诸证是女性绝经前后常见的病理表现，在这一时期的女性几乎或轻或重的出现不同的相关症状，轻症一般不需要特殊处理，重症病程多较漫长，对患者危害较大，是影响女性身心健康的重要疾病之一。目前对本病的治疗尚无很有效的方法，针刺治疗具有确实的疗效，若能准确地辨证，合理组方，施以正确的手段，则可以很快地度过这一特殊时期。

本病以肾虚为其根本，在临床治疗时应首先辨其肾阴阳之虚。根据肾阴、肾阳之虚配用相关穴位，不可一味地补肾，或是一味地泻之，均不可取，治疗时应当固护肾气，以平为期，这是首要掌握的原则。当肾虚日久，则常常会波及其他相关脏腑，也就是在辨其肾阴阳的同时还应明确波及的其他脏腑的情况。如肾水不能上济于火，可致心肾不交，此时可配用心俞、神门、内关等相关穴位；肾阴不足不能涵养肝木，或情志不畅，郁而化热，灼伤真阴，可致肝肾阴虚，此时可加用肝俞、太冲、阴谷等相关穴位；肾阳不足而不能温煦脾阳，或劳倦过度，过食寒冷，伤脾及肾，可出现脾肾阳虚之症，此时可加用脾俞、足三里等穴位。

第五章
带下病

带下病是指带下量明显增多或减少，色、质、气味异常，或伴有全身或局部症状者。在古代又称为"白沃""赤沃""白沥""赤沥""下白物"等。本病在中医学中记述甚早，早在《素问·骨空论》中就有相关记述，载曰："任脉为病，女子带下瘕聚"。以后诸多重要的医籍中均载有带下病的相关论述。由此可见带下之名由来已久，肇端于现存最早的古典医籍《黄帝内经》中，之后的历代医家沿用至今。中医学对带下病极为重视，被列为妇科病中四类（经、带、胎、产）疾病之一。带下有广义和狭义之分，广义带下泛指经、带、胎、产等多种妇科疾病，因这些病的发生都在带脉以下，有所谓经脉所过，疾病所生。故古人将妇产科医生称为带下医，可见古人对带下病的重视。如《史记·扁鹊仓公列传》记载"扁鹊名闻天下，过邯郸，闻贵妇人，即为带下医"。在古代所指的带下病多指的广义之带下。在古代民间有"十女九带"之说，就指此而言。狭义带下又有生理和病理性之别，生理性带下是指女性发育成熟后，阴道内分泌的少量无色、透明、质黏、无臭的阴液，有润泽阴道的作用。正如王孟英说"带下，女子生而即有，津津常润，本非病也"。可见生理性带下，可有而不可无，可行而不可止。也就是说，女子有合适的量、正常的色、稀薄得当白带则是必须存在的，如若过多、过少均非正常，则成为带下病了。

第一节　带下过多

带下过多是指带下量明显增多，色、质、气味异常，或伴有全身及局部症状的一种病证。若在月经前后、排卵及妊娠期带下量稍有增多，而没有其他不适者，属正常的生理现象。本病病位在胞宫，与脾、肾及带脉、任脉关系密切。基本病机是湿邪阻滞，任脉不固，带脉失约。

带下过多相当于西医中的阴道炎症，如滴虫性阴道炎、念珠菌性阴道炎、细菌性阴道炎、老年性阴道炎、女性淋病、宫颈糜烂等疾病。

辨证分型

（一）脾虚湿困型

患者因素体脾虚，或劳倦过度，或饮食所伤，或思虑太过，皆可损伤脾气，致其运化失职，水液不运，聚而生湿。湿性趋下，流注下焦，伤及任带，使任脉不固，带脉失约，故致带下过多。可见带下量多，色白或淡黄，质稀，或如涕如唾，无气味。面白无华，四肢不温，腹胀纳少，便溏，肢倦，或肢体浮肿。舌淡胖，苔白或腻，脉细弱。

（二）肾阳虚型

多因先天禀赋不足，或年老体虚，或房劳过度，或早婚多产，或久病伤肾，致肾阳亏虚，命门火衰，寒湿内生，使带脉失约，任脉不固，而为带下；或因肾气亏虚，封藏失职，精液滑脱，而致带下过多。可表现为带下量多，清冷如水，绵绵不断。腰膝酸软冷痛，形寒肢冷，小腹冷痛，面色晦暗，小便清长，或夜尿增多，大便溏薄。舌质淡，苔白润，脉沉弱。

（三）湿热下注型

多因经行产后，胞脉空虚，摄生不洁，或淋雨涉水，居处潮湿等，皆可感受湿邪，蕴久化热；或因脾虚生湿，湿蕴化热；或肝气郁结，久而化热，肝郁乘脾，肝热脾湿，湿热互结，流注下焦，损伤任带二脉，而为带下过多。可表现为带下量多，色黄呈脓性，质黏稠，有臭气，或带下色白质黏，如豆渣状。外阴瘙痒，小腹作痛，胸闷纳呆，口苦口腻，小便短赤。舌质红，苔黄腻，脉滑数。

针刺治疗

基本治则：利湿化浊，固摄止带。

基本处方：带脉，关元，三阴交，白环俞。

辨证加减：脾虚湿困者配足三里、脾俞；肾阳虚者配肾俞、命门；湿热下注者配阴陵泉、中极、蠡沟。

操作：关元穴针刺时先嘱患者排净尿液，针刺时针尖向下斜刺，使针感传向耻骨联合下为佳；带脉穴向前斜刺，不宜深刺；白环俞直刺，使骶部出现较强的酸胀为宜；三阴交常规刺。每日 1 次，每次留针 30~45 分钟，每 10 分钟左右行针 1 次，一般可行针 3 次。7~10 次为 1 个疗程，每个疗程间可休息 3 天，也可以隔日 1 次。脾虚、肾虚最宜配用灸法，湿热下注者可在白环俞及行间穴点刺放血。

注释：带脉穴属足少阳胆经，并为足少阳、带脉二经之交会穴，是带脉经气所过之处，可协调冲任，止带下，调经血，理下焦。《针灸大成》中言"带脉主月事不调，赤白带下"；关元为任脉与足三阴之交会，并处于小腹部，有调冲任健脾益肾，固摄任带之效。如《类经图翼》中言"关元主治妇人带下瘕聚，经水不通"；三阴交为足之三阴交会，有健脾益肾疏肝的作用。《针灸学简编》记载"三阴交主治妇人癥瘕、崩漏、月经不调，痛、经闭、带下"；白环俞属足太阳经，可调膀胱气化，利湿止带，是治疗带下病的经验效穴。《类经图翼》有载"白环俞主治梦遗白浊，肾虚腰痛，先泻后补，赤带泻之，月经不调也补之"。

其他疗法

（一）灸法

基本处方：带脉，白环俞，肾俞，次髎，三阴交。

辨证加减：脾虚湿困型者加配足三里、脾俞；肾阳虚型者加配命门、肾俞；湿热下注型者加配阴陵泉、行间。

操作方法：可行温和灸，每次选用 3 穴，每穴灸 15~20 分钟。每日 1

次，10 次为 1 个疗程；也可雀啄灸，每穴灸 10~15 分钟，每日 1 次，10 次为 1 个疗程。

（二）耳针疗法

基本处方：内生殖器，肾上腺，脾，肝，肾，三焦。

操作方法：每次选 3~4 穴，毫针中度刺激，留针 15~30 分钟。每日或隔日 1 次，两耳交替。

（三）腹针疗法

基本处方：引气归元（中脘，下脘，气海，关元），天枢（双），水分（双），气海下，下风湿点（双）。

操作方法：常规消毒，常规操作，用 0.30mm×40mm 的毫针套管迅速刺入皮下，每日 1 次，每次留针 30 分钟，10 次为个疗程，每疗程间休息 5~7 日。

（四）埋线疗法

基本处方：带脉，关元，三阴交，白环俞。

辨证加减：湿热下注型者配中极、阴陵泉；脾虚湿困型者配脾俞、足三里；肾阳不足型者配肾俞、命门；肾阴亏虚者配太溪、复溜。

操作方法：常规消毒，常规操作，每 15 日 1 次，3 次为 1 个疗程。

（五）火针疗法

基本处方：带脉，关元，三阴交，白环俞。

辨证加减：湿热下注型者配行间、阴陵泉、下髎；脾虚湿困型者配脾俞、足三里、阴陵泉；肾阳不足型者配命门、肾俞；肾阴亏虚型者配太溪、复溜、肾俞。

操作方法：常规消毒，用细火针，速进速出，下腹部穴位深度为 0.3~0.5 寸，余穴针刺深度为 0.1~0.2 寸。

（六）刺血疗法

基本处方：带脉，白环俞，腰俞，关元。

辨证加减：①湿热下注型者配膝关；②脾虚湿困型者配阴陵泉；③肾阳不足型者配阴谷；④肾阴亏虚型者配行间。

操作方法：常规操作，根据出血量多少而决定刺血时间。一般需要3~5 次的治疗。

❧ 注意事项 ❧

1. 注意合理饮食，避免饥饱无度，或过食肥甘、辛辣之品，以免损伤脾胃，滋生湿热。

2. 避免淋雨涉水或久居潮湿之地，以免感受寒湿之邪。

3. 要养成良好的卫生习惯，经常保持外阴清洁卫生，特别是经期、产褥期、流产后尤应注意，尽量淋浴，避免盆浴，注意内裤的卫生，定时消毒。注意性生活卫生，在经期、流产及产后期间禁止性生活。

4. 在妇科相关检查时应注意避免感染，尽量减少阴道内用药。

❧ 小结 ❧

带下过多为妇科常见病、多发病，是中医治疗优势病种之一，历代医家多有相关论述，为临床留下了极其丰富的宝贵经验，针灸治疗有较好的疗效性，针灸治疗的关键仍在辨证，引起带下主要原因多由脾虚运化失常，水湿内停；或郁而化火，湿热下注；或肾气不足，下元亏损，任、带脉失于固约；或经行产后，胞脉空虚，湿毒秽浊之气乘虚而入，损伤冲任而致。临床以脾虚、肾虚、湿热三种情况为主。

带下辨证的要点，在于辨别色、质、气味三个方面。从颜色来看，古人把带下分为白、黄、赤、青、黑五种。白带为脾虚肝郁，青带为肝经湿热，黄带为任脉之湿热，赤带为湿热蕴结于带脉，黑带为火热之极；通过辨质可以帮助断定寒热，当带下色白质稠，如唾如涕，绵绵不断属脾虚。若量多质薄，清晰如水，腰膝酸软属肾虚。若质稠，色黄或黄白相兼属湿热。闻气味，正常带下，无色、无臭。若带下腥臭多属寒证；若酸秽臭气，则为热证；若带下恶臭难闻，为热毒内炽之象。抓住此三点可以有效地进行临床辨证，因此色、质、味是白带辨证的三大内容。

脾虚是带下过多的主要原因，因此健脾祛湿是治疗的主法。健脾祛湿的同时又应当辨其寒热虚实，再根据虚则补之，寒则温之，实则泻之，热则清之的原则施以不同的对症治疗。若以脾虚为主者则补脾健脾为主，常以脾俞、足三里、三阴交等穴位为主，适宜配用灸法；若以肾虚为主者以温阳补肾为主，常用肾俞、命门、关元等穴位为主穴，适宜配用灸法；若以湿热为主者以清热利湿为主，常用阴陵泉、蠡沟、行间、中极为主穴。针灸治疗应以带脉为主，所以各型均可配用带脉穴为主穴。如此施以治疗，具有简、便、验的特点。

第二节　带下过少

带下过少是指带下量明显减少，导致阴中干涩痒痛，甚至阴部萎缩者，称为带下过少。历代医籍多记载带下过多，但对带下过少记载甚少，对此有相关描述的文献首见清代著名医家王孟英的医籍中，书中曾记载"带下，女子生而即有，津津常润，本非病也"。这就非常明确的说明了女性白带必须有，而且要适中，不可过多，也不可无的生理现象，可见生理性带下，可有而不可无，可行而不可止，若过多、过少均非正常。

本病的病位主要在胞宫，基本病机为阴液不足，不能润泽阴户。肝肾亏虚，血枯瘀阻是导致带下过少的主要原因。常伴随的症状为阴道干涩或阴痒。

本病可见于西医学中的卵巢功能早衰、多囊卵巢综合征、绝经后卵巢功能下降、手术切除卵巢后、盆腔放疗后、席汗综合征、长期服用某些药物抑制卵巢功能导致雌激素水平低下等相关疾病中。

辨证分型

（一）肝肾亏虚型

患者先天禀赋不足，肾气未盛，或房产多劳，肾精亏损，相火偏旺，精血耗伤，久病伤肾，以致肾精亏损，肝血亦虚，精血匮乏，冲任亏损，阴液不足，而致为带下过少，甚或全无，阴中干涩，并兼有头晕耳鸣，腰膝酸软，烦热不安，舌红苔少，脉沉细。

（二）血枯瘀阻型

患者素性抑郁，或大失血、久病重病，或产后内伤七情，肝失疏泄，气机不畅，气血失调，经脉壅滞，阴津不得敷布，表现为带下过少，甚或全无，阴中干涩，并兼有头晕眼花，心悸失眠，神疲乏力，或行经腹痛，经色紫暗有血块，舌质暗，边有瘀斑，脉细涩。

针刺治疗

基本治则：滋阴添精。

基本处方：关元，带脉，太溪，三阴交，足三里。

辨证加减：肝肾亏虚者配肝俞、肾俞；血枯瘀阻者配归来、血海、脾俞。

操作：诸穴常规针刺。每日 1 次，或隔日 1 次，每次留针 30~45 分钟，每 10 分钟行针 1 次，留针期间一般行针 3~4 次。一般 10 次为 1 个疗程，每疗程中间隔 3~5 天再行下一个疗程。

注释：关元为任脉与足之三阴交会，邻近胞宫，带脉穴属足少阳胆经，为足少阳、带脉二经之交会，是带脉经气所过之处，可协调冲任，理带调带的要穴，二穴同用具有调冲任、理经带、益气血的作用；太溪、三阴交、足三里健脾益肾，具有养血滋阴，润养任带的功效。

其他疗法

（一）灸法

基本处方：肾俞，脾俞，太溪，三阴交，关元。

操作方法：可用温和灸，每穴灸 15~20 分钟，每日 1 次，10 次为 1 个疗程；也可用温针灸，每穴艾灸 20 分钟，每日 1 次，10 次为 1 个疗程。

（二）耳针疗法

基本处方：肾，三焦，子宫，内分泌。

操作方法：两耳交替用穴，常规消毒，常规针刺，留针 20 分钟，留针期间以捻转手法行针 3 次，每日 1 次，连用 10 次为 1 个疗程，每疗程间休息 3–5 天。或用王不留行籽贴压。

（三）腹针疗法

基本处方：引气归元（中脘，下脘，气海，关元），天枢（双），水分，气旁（双），气穴（双），下风湿点（双）。

操作方法：常规消毒，常规操作，用 0.30x40mm 的毫针套管迅速刺入皮下，每日 1 次，每次留针 30 分钟，10 次为个疗程，每疗程间休息 5~7 日。

（四）埋线疗法

基本处方： 肾俞，脾俞，太溪，带脉。

辨证加减： 肝肾亏虚者配肝俞、复溜；血枯瘀阻者配足三里、脾俞。

辨证加减： 常规消毒，每15天治疗1次，连续治疗3~5个疗程。

注意事项

1. 引起带下过少的病因多较复杂，在临证时先要明确引发的原因，施以合理的调理，针刺治疗多能获得较好的疗效。

2. 要合理的调整生活状态，调畅情志，保持良好的情绪，避免抑郁生气。劳逸适度，房事有节。

3. 在治疗期间忌食辛辣、油腻、寒凉之品，饮食有节。

4. 有效防范产后大出血，若发生大出血的情况及时合理的调整，对绝经期妇女常规的防范，要做到身心调整，避免症状的出现。

5. 尽量避免手术切除卵巢，合理保养卵巢，杜绝乱用药，尤其避免各种激素类药物的长期应用。

小结

带下过少是女性常见病症之一，常伴有外阴及阴道干涩、性交困难。也是多种疾病所伴有的一个重要症状，如不孕症、闭经、性功能障碍、更年期综合征、席汗综合征等疾病。但通过古今历代所流传下来的医籍记载来看，历代医家对带下的论述，多以带下量增多及带的色、质等方面异常论述为主，对带下过少讨论甚少，尤其在针灸方面的临床治疗更是少之又少，这是一个欠缺，更是对本病认识的一个误区。通过临床来看，带下过少在临床中并不少见，正如清代著名医家王孟英的医籍所言"带下，女子生而即有，津津常润，本非病也"，带下是女子所必须存在的一个生理现象，量多是病，量少故而也是病，带下过多需要调整，带下过少同样需要引起临床重视，正常的白带与女子月经一样，是女性一种生理标志。女子二七，肾气盛、天癸至。任脉通，太冲脉盛，月事下。与此同时，白带亦开始出现，以此润泽着外阴和阴道，此乃肾气充盛的表现。女子七七，任脉虚，太冲脉衰少，天癸竭，地道不通，从而正常的生理性白带逐渐减少，周期性变化也随之消失。所以在更年期的妇女往往阴道干涩，性欲减退或消失等表现。由此可见，带下的分泌和产生与肾的精气盛衰有着极为密切的关系。带下过少的根本原因则是肾虚而致，所以临床针灸治疗当以补肾填精为根本大法，再根据患者具体症状调配相关穴位，施以针刺治疗则有很好的临床疗效。

第六章
妊娠病

第一节　妊娠恶阻

妊娠恶阻是指妊娠早期出现恶心、呕吐、厌食，甚至食入即吐，称之为"妊娠恶阻"。亦称"子病""病儿""阻病"等。西医称为"妊娠剧吐"。

在妊娠早期，孕妇出现轻度恶心、呕吐、择食、头晕之表现，不影响正常饮食和其健康，为早孕反应，不属于病态，一般不作处理，多在妊娠3个月左右逐渐自行消失。本病名为恶阻，是因恶心、呕吐而阻碍其饮食之意，故是病态。

妊娠恶阻的发生常与素体脾胃虚弱、抑郁恚怒等因素有关。也就是说发病的关键在于孕妇的体质、情绪因素、和脏腑功能的强弱。本病病位在胃，与冲脉及肝、脾关系密切。基本病机是冲气上逆，胃失和降。

◇◇ 辨证分型 ◇◇

（一）脾胃虚弱型

患者多因脾胃素虚，或大病久病而致脾胃功能下降，脾虚失运，痰湿内生，阻运气机，当孕后血聚于下以养胎，冲气上逆而致呕恶不食，或食入即吐。可见孕后呕恶厌食，或食入即吐，呕吐清水痰涎或食糜；脘腹胀满，不思饮食，神疲嗜睡，舌质淡，苔薄白，脉滑无力。

（二）肝胃不和型

患者因素性抑郁，或肝失疏泄，郁怒伤感，肝气挟冲气上逆犯胃。可在妊娠早期呕吐酸苦水，胸胁胀痛，嗳气叹息，头晕而胀，口苦咽干，渴喜冷饮，心烦易怒，大便秘结，小便黄赤；舌红苔微黄，脉弦滑。

基本治则：和胃平冲，降逆止呕。

基本处方：中脘，内关，公孙。

辨证加减：①脾胃虚弱型配足三里、太白；②肝胃不和型配太冲、期门。

操作：一般为平补平泻手法，手法宜轻柔，不可过强，不用泻手法，恐伤胎气。每日1次，每次留针20~30分钟，留针期间行针2~3次，中病即止。

注释：中脘为胃的募穴、腑之会，具有通调腑气，和胃降逆之效；内关是心包之络穴，联络于三焦，并通于阴维脉，具有宣上导下的作用，为降逆止呕之要穴；公孙为脾的络穴，联络于胃，通于冲脉，与内关穴合用则是八脉交会穴的配用，既能健脾和胃，又能平冲降逆。

✎ 其他疗法 ✎

（一）灸法

基本处方：内关，胃俞，足三里，中脘。

辨证加减：脾胃虚弱型配脾俞、公孙；肝胃不和型配期门、太冲。

操作方法：一般选用温和灸，每穴灸10~15分钟，每日1次。

（二）耳针疗法

基本处方：胃，肝，脾，神门，交感。

操作方法：每次选用2~3穴，毫针用轻刺激，留针15分钟，每日治疗1次。也可以贴王不留行籽。

（三）刺血疗法

基本处方：金津，玉液。

操作方法：常规消毒，用一次性无菌注射针头点刺，使之少量出血即可，每日或隔日1次治疗，一般3~5次即可获得显著疗效。

✎ 注意事项 ✎

1.调畅情志，保持精神舒畅，情绪稳定，避免精神过度紧张，避免不良刺激。

2. 调理饮食，饮食有节，饮食有常，妊娠早期以清淡、易消化饮食为主，可以选择少食多餐的进食方式，避免生冷、肥甘厚腻之物。

3. 起居有常，注意适寒温，防止感受外邪。

4. 妊娠早期，胎胞不固，在针刺前先要放松患者紧张的情绪，取穴宜少宜精，手法不宜过重，针刺不宜过深，手法宜用平补平泻手法，防止泻而伤胎气，补而加重胃气上逆。

❧ 小结 ❧

恶阻一病的发生，主要因冲脉之气上逆，胃失和降而致，因此平冲降逆是治疗的基本原则，然后根据其病因及症状明辨虚实，虚证以脾虚为主，实证以肝郁、肝火为主，临床中以脾虚多见。脾虚者配合健运脾胃，肝胃不和者配合疏肝和胃。

本病古代文献在针灸中的记载较少，但有相当多以呕吐为记载的针灸治疗论述，如《行针指要歌》言："或针吐，中脘、气海、膻中补。"《玉龙歌》载曰："脾家之痰有多般，致成翻胃吐食难……，金针必须夺中脘。"《针灸甲乙经》载："凡不嗜食，多寒热汗出，病至则喜呕，呕已乃吐，即取公孙与井俞。"所有这些记载均为历代治疗恶心、呕吐的临床运用，在本病中可以参考这些临床经验，再根据孕妇特点确定用穴。

本病治疗时取穴宜少宜精，常以中脘、内关、公孙、足三里为主穴。

第二节 妊娠腹痛

妊娠期间，出现以小腹部疼痛为主要症状的病证，称为"妊娠腹痛"，又称为"胞阻""痛胎""胎痛""妊娠小腹痛"等。本病在中医学中记述甚早，其病名最早见于《金匮要略》中，已有"胞阻"之病名记载，《医宗金鉴·妇科心法要诀》中云："孕妇腹痛，名为胞阻"，并且详细记载了引起本病的各种原因。

本病病位在胞宫，与冲脉、任脉、肝关系密切。病因病机主要是胞脉阻滞，不通则痛。

本病在西医妇科中尚无单独的病名论述，常作为妊娠病的一个基本症状，类似于先兆流产、流产、异位妊娠。

❁ 辨证分型 ❁

（一）血虚型

患者素体气血虚弱，或失血过多，或脾虚化源不足；又因孕后血聚养胎，阴血更虚，胞脉失养而致"不荣则痛"。可于妊娠期间出现小腹隐隐作痛，按之痛减，常伴头晕目眩，心悸少寐，面色萎黄，舌质淡，苔薄白，脉细滑。

（二）虚寒型

患者因素体阳虚，阴寒内生，孕后胞脉失于温煦，气血运行不畅，脉络不通，而致"不通则痛"。可见妊娠期间小腹冷痛，喜温喜按，绵绵不止，常伴形寒肢冷，面色㿠白，舌质淡，苔薄白，脉沉细弱。

（三）气郁型

患者素体抑郁，或情志所伤，肝失疏泄，血海气机失调，胞脉不通，"不通则痛"。可见孕后小腹胀痛，情志抑郁，胸胁胀满。或烦躁易怒，喜太息，舌质红，苔薄黄，脉弦滑。

❁ 针刺治疗 ❁

基本治则：止痛安胎，调理气血。

基本处方：关元，足三里。

辨证加减：①血虚者配脾俞；②虚寒者配神阙；③气郁者配太冲。

操作方法：因妊娠后孕妇成了特殊群体，用穴时要特别注意，当怀孕后小腹部及腰骶部穴位针刺要慎用或禁用。关元用悬灸法，足三里常规针刺。每日治疗1次，每次留针20分钟，中病即止。

注释：关元穴位居胞宫，并是任脉与脾、肝、肾三经之交会穴，有补益元气、调补充任的作用；足三里为胃腑之下合穴，"合治内腑"，是治疗腹部疾病常用要穴，用之有健脾胃、补气血的作用。

其他疗法

（一）灸法

基本处方：气海，关元，子宫，神阙。

操作方法：神阙穴用盐填平，再隔姜灸20分钟；余穴用艾条温和灸，每穴灸15~20分钟，或用艾炷隔姜灸，每穴灸5~7壮。

（二）耳针疗法

基本处方：子宫，肝，肾，内分泌，交感，神门。

操作方法：每次选用2~3个穴，毫针用中等刺激，留针40分钟，间歇行针，或用埋针或贴王不留行籽，施以中等刺激3~5次，以患者耐受为度。

注意事项

1.注意调畅情志，保持精神舒畅，情绪稳定，避免精神过度紧张，避免不良刺激。

2.合理饮食，注意调摄，多食富含营养的食物，避免生冷寒凉之物。注意劳逸结合，避免过劳。

3.若是发病急骤，痛势剧烈，甚或有阴道流血及其他症状，应当注意流产、异位妊娠及其他异常情况。

4.本病针刺治疗有较好的疗效，但在针刺时取穴不宜太多，用穴宜少宜精，针刺时间不宜过久，手法不宜过重。对所用穴位一定明确，凡有下胎、通经、活血的穴位应禁用或慎用。尤其下腹部穴位应用要慎重。

小结

妊娠腹痛是孕期常见的一个病证，若不伴有下血症状，一般预后良好，若疼痛不止，并且病势渐进，多病情复杂，常会导致小产的发生。临床治疗首先要明确病情之虚实，辨证主要根据腹痛的性质和程度，结合伴随的症状及舌脉诊来辨其虚实，不通则痛为实，不荣而痛为虚。治疗主要以调理气血为主，使胞脉气血畅通，针灸常用足三里、关元，然后根据其病因调加相关穴位。

第三节　胎漏、胎动不安

胎漏是指在妊娠期出现阴道少量出血，时下时止而无腰酸腹痛者，称为"胎漏"，又称为"胞漏"或"漏胎"。胎动不安是指腰酸腰痛或下腹坠胀疼痛，或伴有少量阴道出血者，称为"胎动不安"。二者在临床常常相互并见，故在此一并论述。

胎漏、胎动不安之病名在中医学中记载甚早，早在汉代《金匮·妇人妊娠病脉证并治》中就有"妇人有漏者，有半产后因续下血不绝者，有妊娠下血者"的记载，后在西晋王叔和著的《脉经》及隋代巢元方所著的《诸病源候论》中已有较为全面的记述，之后历代医籍中皆有相关的论述，如在《医学正传》《妇人大全良方·妊娠门》《景岳全书·妇人规》《石室秘录》《叶天士女科》《胎产心法》《傅青主女科·妊娠跌损》等书中皆有胎漏、胎动不安的各家见解，可见古医家对胎漏及胎动不安十分重视，这为后世医家留下了极其宝贵的经验。

本病的发生多与父母精气不足或因热、瘀、毒物影响胎气等因素有关。病位在胞宫，与冲、任、肾关系密切。胎漏、胎动不安的主要病机是冲任损伤，胎元不固。

胎漏及胎动不安类似于西医学中的先兆流产、先兆早产。

◈ 辨证分型 ◈

（一）肾虚型

患者多因先天禀赋不足，或后天久病伤肾，或房劳过度，或多次妊娠及流产，耗伤肾气，损及下元，以致冲任不固，胎动下坠。可见在妊娠期，阴道的少量流血，色淡暗，腰酸腰痛，小腹绵绵隐痛。或伴有头晕耳鸣，小便频数，夜尿多及尿失禁，舌淡苔白，脉沉滑尺弱。

（二）气血虚弱型

患者素体不足，气血虚弱，或孕后劳倦过度，饮食失调，以致脾胃虚弱，化源不足；或久病重病，损伤气血，而致气血亏虚，血失统摄，血亏而使胎失所养，胎元不固，以致胎漏、胎动不安。可见妊娠期阴道少量出血，色淡红，质稀薄，或小腹空坠、腰痛，面色㿠白，心悸气短，神疲肢倦，舌质淡，苔薄白，脉细弱而滑。

（三）血热型

患者素体阳盛或孕后过食辛辣助热生火食物，过服温热暖宫药物，或感受热邪，或因七情内伤郁而化火热，或因阴虚而生内热，热伤冲任，冲任失固，血为热迫而妄行，冲任不固，热扰胎元则胎动不安。可于妊娠期阴道出血，色鲜红或深红，质稠，或腰酸，口苦咽干，心烦不安，便结溺黄，舌质红，苔黄，脉滑数。

（四）血瘀型

患者素性抑郁，或孕后郁怒伤肝，肝郁气滞而致胎动不安。在妊娠期可见阴道时有下血，色暗红，伴有精神抑郁，心烦易怒，胸胁胀满，嗳气食少，小腹坠胀，舌质暗红，有瘀斑或瘀点，脉弦滑或沉弦。

（五）跌扑伤胎型

孕后因跌扑、挫闪或持重远行，损伤冲任，气血紊乱，不能载胎、养胎，出现腰腹疼痛，阴道下血，而致胎动不安。伤后可见阴道流血，伴有腰酸腰痛，或小腹胀痛，脉滑无力。

针刺治疗

基本治则：固冲任安胎。

基本处方：足三里，中脘，脾俞，肾俞。

辨证加减：①肾虚者配太溪、复溜；②气血虚弱者配气海、血海；③血热者配曲池、行间；④血瘀者配太冲、膈俞；⑤跌扑损伤者配血海、膈俞、内关。

操作方法：一般均采用平补平泻手法，诸穴常规刺，宜选用细针，轻刺激。每日 1 次，每次留针 30 分钟，7 次为 1 个疗程。

注释：足三里为胃经之合穴，胃腑之下合穴，中脘为胃之募、腑之会，脾俞为脾之背俞穴，三穴同用有健脾益气助生化之源的作用，肾俞是肾之背俞穴，肾主生殖，本穴有补肾强肾的作用，刺之可起到固冲止血以达安胎的作用。

灸法

基本处方：肾俞，太溪，三阴交，足三里。

操作方法：用温和灸，每穴 10~15 分钟，每日 1 次，5~7 次为 1 个疗程，每疗程间隔 2~3 天。

注意事项

1. 调畅情志，保持心情舒畅，切忌抑郁生气、防恐防惊。

2. 在孕期应避免过于劳累、持重、登高及剧烈活动。

3. 调理饮食，膳食结构，饮食均衡营养全面，宜食宜于消化的食物，少食或不食辛辣香燥之品，避免寒凉生冷之物。

4. 妊娠前 3 个月及后 3 个月慎或戒房事，期间房事要科学合理。

5. 孕后要注意阴部卫生，预防感染，避免不必要的盆腔检查。

6. 减少或避免服用药物及放射线，用药要慎重，需要专科医生指导下服用。

7. 有习惯流产病史者，一旦怀孕后，首先放松心情，合理有效的选择保胎方法。

8. 针灸治疗本病要做到精穴疏针，尽量少用穴，减少刺激量，宜用细针，针刺宜浅，要用温和的手法，留针时间宜短，要掌握好选穴原则，对慎用或禁用穴位要掌握好，尤其是小腹部和腰骶部的穴位慎用针刺法。

小结

中医治疗胎漏、胎动不安有数千年的历史，为此在临床留下了丰富的宝贵经验，具有独到的优势，用针灸治疗胎漏、胎动不安也有显著的疗效，其优势性首先不会造成药物对胎儿的损害，其次具有较快的疗效。但是在治疗前首先要明确病情所处的程度，也就是首辨胎元未损或是已损，胎元如果未损的情况是可以保胎治疗，并按本病施以合适的治则，合理处方，施以正确的手法；若是胎元已损，此时不应再适宜此法，应当去胎，按照堕胎处理。

胎漏、胎动不安的辨证要点是阴道下血、腰酸、腹痛、下坠四大症状，通过这四大症状的性质、轻重、程度及全身的表现，以辨其寒、热、虚、实及其转归预后情况。治疗首先当以补肾为主，补肾为主法而是以固先天之本，肾精足则胎元固，胎孕的形成在于先天之肾气。早在《景岳全书》中言："妇人肾以系胞，而腰为肾之府，故胎妊之妇，最虑腰酸，痛甚则坠，不可不防。"后在彭逊之所著的《竹泉生女科集要》中更明确言之："女子肾脏系于胎，是母之真气，子所系也。若肾气亏损，便不能固摄胎元。"因此补养肾气是固摄胎元的有效方法。常选用肾俞、太溪、复溜等穴，临床适宜用灸法。补肾气不仅是固摄胎元的重要方法，同时还能起到养胎助发育的作用。这是因为女子以血为本，补肾则能养血，血聚以养胎，由此可见补肾还能达到养血的目的。健脾也是治疗本病不可忽视的一个重要方面，脾为气血生化之源，脾气旺则胎有所载，常选用脾俞、足三里、太白等穴。可见脾肾在胎儿形成和生长过程中的重要地位。然后再根据不同的证型分别施以补气养血、清热凉血、化瘀固冲的治疗方法。

胎漏、胎动不安与妊娠腹痛、滑胎、堕胎等关系密切，在临床施治时应当明确辨证，且相互之间则能相互传变，或是并见。

第四节　堕胎、小产、滑胎

堕胎是指在12周以内，胚胎自然殒堕者，称为"堕胎"，妊娠满12周，但不足28周，或胎儿体重不足1000克时自然殒堕者，称为"小产"或"半产"；若"堕胎"或"小产"连续发生3次或3次以上者，则称为"滑胎"。由此可见三者之间有着非常紧密的联系，堕胎与小产仅是病程长短的问题，滑胎则是二者发展结果，因此三者一并论述。

"堕胎""小产""滑胎"的中医学记载较为久远，早在《脉经》《金匮要略》《诸病源候论》等多部经典医学专著中均有相关的专论，并且较为全面地论述了其病因病机、临床症状、治疗、相关护理及注意事项，这些内容至今仍是临床宝贵的经验。

堕胎、小产的发生常与先天禀赋不足，肾气不盛，胎元不实，或脾胃虚弱，精血亏虚；或房事不慎，耗损精血，冲任虚损，胎元失养；或饮食不慎，或情志内伤，或跌扑损伤等因素有关。滑胎的发生与母体先天不足，或后天受损，精血不足；或父体先天亏虚，后天损伤，致男精不壮；或男女双方皆不足，虽有两精相合，但胎元不实；或孕后胎元复受损伤等因素有关。本病病位在胞宫，与任、冲二脉及肾、肝、脾关系密切。基本病机是先天不足，或后天受损，气血虚弱，冲任不固，胎失所养而致。

堕胎、小产、类似于西医学中的"难免流产""不全流产""完全流产"；滑胎类似于"习惯性流产"的范围。

❧ 辨证分型 ❧

一、堕胎、小产

（一）血瘀型

因感受外邪或五志化火，热伏冲任，扰动血海，使胞宫不能藏养胎元；或孕期跌扑闪挫，触动冲任，损伤胎元。因热灼血脉，瘀热内结；或外伤冲任胞宫，气血逆乱，皆可致瘀阻，胎殒之后，排出不畅，则成殒胎瘀阻之象。可在妊娠早、中期出现阴道流血，量多，色红，有块，小腹坠胀疼痛；或已有胎块排出，但阴道仍持续流血，腹痛不减，舌质紫暗，脉沉涩。

（二）气虚型

因禀赋素弱，或房事不节，损伤肾气，无力系胎；或素体气血不足，或脾胃虚弱，或因久病大病而致气血受损，使气血不能载胎，血虚不能养胎而致胎元不固，胎元自殒。可在妊娠早、中期出现阴道大量流血，或流血时间较久，而见面色苍白，头晕心悸，舌质淡，苔白，脉滑或细数。

二、滑胎

（一）肾虚型

患者素体虚弱，复损于肾气，肾气不固，系胎无力，故屡孕屡堕。可见孕后腰膝酸软，头晕耳鸣，夜尿频多，面色晦暗；舌质淡，苔薄白，脉细滑尺脉沉弱。

（二）气血亏虚型

患者素体气血不足，或脾胃虚弱，生化乏源，或失血损伤，导致气血两虚，胎元失养，固摄无力，而致滑胎。可见孕后头晕目眩，神疲乏力，面色苍白，心悸气短，舌质淡，苔薄白，脉细弱。

治疗

（一）堕胎、小产

基本治则：下胎益母。

基本处方：合谷，三阴交。

操作方法：堕胎、小产时采用合谷补法、三阴交泻法，针感向小腹部方向传导。每日1次，症状消失为止。

操作方法：合谷为大肠经原穴，大肠为腑，主气，气当泻不当补；三阴交脾、肝、肾三经交会穴，主阴血，血当补不当泻，因此用补合谷泻三阴交而达下胎目的。

（二）滑胎

基本治则：补肾健脾，调理冲任。

基本处方：肾俞，关元，脾俞，足三里，三阴交。

辨证加减：肾虚者配太溪；气血亏虚者配气海。

操作方法：滑胎治疗以补虚为主，采用补法，或配合艾灸方法，每日1次。

注释：肾主藏精，主生殖，肾气旺盛，精血充足，冲任调和，故胎固。关元为任脉穴位，位近胞宫，与肾俞配用可益肾固本，调理冲任；脾俞为脾之背俞穴，足三里为多气多血的足阳明胃经之合穴、胃腑下合穴，二穴合用有健脾益气而补后天的作用。

其他疗法

灸法

基本处方：关元，中极，大赫，气穴，足三里。

操作方法：本疗法适宜于滑胎患者的调理，施以温和灸，每次2~3穴，每穴灸 15~20 分钟，每日 1 次，每 10 次为一个疗程，每个疗程间休息 2~3 天，一般需要 3 个疗程。

1. 首先要合理饮食，保证充足的蛋白质、充足的维生素，尤其要适当地补充铁质，以预防失血性贫血的发生。饮食以全面富含营养，以易消化食物为主，少食辛辣、生冷寒凉之物。

2. 平时要避免人流及多产的情况。

3. 孕期慎用药物，以防药物伤胎，或导致胎儿发育异常而致堕胎。

4. 积极治疗胎漏、胎动不安，以防发展成为本病。

5. 怀孕后减少房事，尤其妊娠前 3 个月及后 3 个月慎或戒房事，期间房事要科学合理。

6. 在孕前先要调整好夫妇身体状况，做到身体强壮时再实行妊娠计划，尽量避免在疾病期间妊娠。

7. 对滑胎患者首先避免情绪因素，减少心理压力，正确面对，怀孕后要适当休息，合理的调护。

⚜ 小结 ⚜

堕胎、小产的临床表现是阴道流血、腹痛、排出妊娠产物。所以一旦确定了本病，就需要明确殒损之胎是全部离胞而堕（完全性流产），还是部分殒堕不全（不完全性流产）。其辨证要点，是观察排出之胎块完整与否、阴道流血量的多少，出血时间长短，腹痛发生的急缓及病情的轻重等情况，以明确殒堕是否完全。一般来说，排除胎块后，流血则逐渐减少，而至完全停止，腹痛较为轻缓，且迅速消失，多为殒堕完全之候；排出胎块后，阴道流血不止，出血量不减或时多时少或淋漓不断，腹痛剧烈，症状不减，或时作时止，多为殒堕不全。

根据殒损之胎是全部离胞而堕还是部分殒堕不全确定治疗原则，若胎已堕而尚未完全排出者，应当尽快清楚宫腔内残余组织，以活血祛瘀为用，若胎已完全排出的，当以根据母体症状以补虚为主。可以配用艾灸法最为适合。

滑胎与西医学中的习惯性流产相吻合，是妊娠中常见的一个重要疾病，治疗较为棘手，往往给患者身心造成很大的痛苦，本病的发生多与反复堕胎、小产发展而成，是此二病的一个发展结果，所以滑胎的治疗应强调的是预防，防重于治，做到早期预防早期治疗，治疗时必须谨守病机，抓住患者的具体病证，综合判断分析，正确的辨证论治。在未孕时当以补肾为主法，结合辨证施以对症治疗，坚持治疗一定的时间；若是已孕后，当以补肾安胎，固补为要，再结合患者的辨证施以对症治疗。

第五节　胎萎不长

胎萎不长是指妊娠腹型小于相应妊娠月份，胎儿存活而生长迟缓者，称为"胎萎不长"。亦称"胎不长""妊娠胎萎燥"。本病在中医学早有认识，首见于隋代《诸病源候论》，该书中将本病称之为"妊娠胎燥"，在《诸病源候论·胎萎燥候》中言："胎之在胞，血气滋养，若血气虚损，胞脏冷者胎则翳燥萎伏不长。其胎儿在胞内都不转动，日月虽满，亦不能生，是其候也。而胎在内萎燥，其胎多死。"已对本病的病因、病理、证候、预后都有了相关记述。之后宋代《妇人良方大全》中更进一步明确了本病病因和具体的治疗原则，这一时期已对本病有了较为完整的认识，至今也是认识本病的重要指导理论。

胎萎不长的发生常与气血虚弱、脾肾阳虚等因素有关。本病病位主要在胞宫。主要病机是因夫妇双方禀赋不足，或孕后将养失宜，以致脏腑气血不足，胎失所养，而致胎萎不长。

本病相当于西医学中的胎儿生长受限，也即胎儿宫内生长迟缓之疾病。

❧ 辨证分型 ❧

（一）气血虚弱型

患者素体气血不足，或孕后恶阻、胎漏等，耗伤气血，胞脉气血不足，胎失所养，而致胎萎不长。可于妊娠后见妊娠腹型小于妊娠月份，胎儿存活。头晕心悸，少气懒言，面色萎黄，头晕心悸，身体羸瘦。舌质淡，苔少，脉沉细无力。

（二）脾肾阳虚型

患者素体脾肾阳虚，或孕后过食生冷，损及阳气，致精血化源不足，胞脉失养，而致胎萎不长。可于妊娠后见妊娠腹型小于妊娠月份，胎儿存活。腰腹冷痛，手足不温，或形寒肢冷，纳少，便溏，倦怠无力。舌质淡，苔白，脉沉迟。

针刺治疗

基本治则：补脾肾，养气血，益胎元。

基本处方：中脘，足三里，太溪。

辨证加减：①气血虚弱型者加配脾俞、气海；②脾肾阳虚型者加配脾俞、肾虚、命门。

操作方法：诸穴宜用细针，针刺强度宜小，不可过强，每日1次，或隔日1次，每次30分钟，每10分钟行针一次，以捻转手法为用。适宜加用灸法，尤其腰骶部及小腹部穴位，宜采用灸法。

注释：中脘为腑之会、胃之募穴，位居中州，调理胃气；足三里为胃的下合穴，可健脾养胃，调补气血，中脘、足三里二穴合用，健脾胃、益气血，以补后天之本；太溪为肾之原穴，可补益肾气，化生精血。

其他疗法

灸法

基本处方：肾俞，脾俞，太溪，足三里。

操作方法：施以温和灸，每穴灸15~20分钟，每日1次，每10次为1个疗程，每个疗程间隔3~5天，一般需要5个以上疗程。

注意事项

1.胎萎不长需要及早发现，治疗疗效的好坏与治疗早晚有重要的关系，因此早发现、早治疗是本病预后关键因素之一。若治疗过晚，常导致胎儿出生后智力缺陷或身体的残疾，或导致过期不产，甚或胎死腹中，所以应提高对本病的认识。

2.加强产前检查，定期测量宫底高度、腹围、体重，做到早发现、早治疗。

3.积极防治妊娠并发症，如妊娠恶阻、妊娠合并结核、妊娠高血压综合征、妊娠合并糖尿病、妊娠合并贫血等。

4. 禁止孕妇吸烟、酗酒、吸毒，避免乱用药物及避免接触有害物质。

5. 注意营养，全面均衡膳食，适当增加高热量、高蛋白、高维生素食品，并合理的补充叶酸、钙剂。

6. 劳逸结合，适当锻炼，但不可过劳，睡眠宜采取左侧卧位。

7. 孕前男女健康查体，加强锻炼，增强体质，避免乱用药，戒烟戒酒，劳逸适度，合理膳食，提供良好的孕前体质。

❧ 小结 ❧

胎萎不长一般在妊娠中、晚期才能发现，主要特点是腹型明显小于正常妊娠月份，子宫底高度与孕期不符，低于正常第 10 个百分位数时，孕妇体重不增加或反而减少，但胎心、胎动存在，以此要与胎死不下相鉴别。胎萎不长治疗越早，效果越好，因此早期发现极为重要，西医学的发展有助于本病的早期发现，可借助 B 超早期诊断。如不及时治疗，不仅影响胎儿的生长发育，也影响胎儿的智力发育，或者残疾，甚至过期不产或胎死腹中，因此应对本病要有高度认识。本病主要原因在于胎失所养而生长迟缓，治疗应以补益气血为主，正如《景岳全书·妇人规》所言："妊娠胎气本乎气血，胎不长者，亦惟血气之不足耳。"脾肾是气血生化之源，且胞脉系于肾，因此补脾益肾，资其化源是其根本。

第六节　胎位不正

胎位不正是指孕妇在妊娠 28 周之后，产科检查时发现胎儿在子宫体内的位置异常，称为胎位不正，又称为胎位异常。在中医学中根据不同的胎位又有多种名称。足位分娩称倒生，又称脚踏莲花生，踏盐生、逆产；横位胎儿手先下，称横生、觅盐生；臀位称臀生或坐臀生。一般多见于经产妇或腹壁松弛的孕妇，是导致难产的主要因素之一。

胎位不正的发生多与先天禀赋不足、情志失调、形体肥胖等因素有关。本病病位在胞宫，与肾、肝、脾关系密切。基本病机是正气不足，无力正胎；或气机不畅，胎位难转。

本病与西医学中的胎位不正（斜位、横位、臀位、足位等非枕前位）相符。

针刺治疗

孕妇在妊娠 28 周之后产科检查发现胎位异常。

治则：调整胎位。

基本处方：至阴穴。

操作方法：一般采用温和灸或雀啄灸。治疗时首先让患者松开腰带，仰卧于床上或坐于背靠椅上（并两腿屈膝）。然后用艾条灸两侧的至阴穴，以孕妇感觉足小趾温热但不灼痛为度，每次 15~20 分钟，每日施灸 1~2 次。灸至胎位正常（一般 5~7 次）为宜。治疗时间应选择在妊娠后 7~8 个月为最佳治疗时机。

注释：至阴穴为足太阳膀胱经之井穴，在五行中属金，足太阳经气由此交入足少阴肾经，调整肾经经气，助肾水，促使阴阳平衡。从全息论来看，至阴穴所处的位置对应于腰骶部正中线，为矫正胎位的经验效穴。

其他疗法

耳针疗法

基本处方：子宫，交感，皮质下，腹。

操作方法：双侧耳穴交替使用，常规消毒，用王不留行籽贴压，每天早晚按压两次，每次 10 分钟左右。每 3 天更换 1 次。

注意事项

1. 用艾灸治疗本病主要用于单纯性胎位不正的患者，因子宫畸形、骨盆狭窄、占位性疾病，或胎儿本身因素引起的胎位不正，本方法不适宜。

2. 在施以治疗时一定要掌握好时机，应在妊娠后 7~8 个月为最佳治疗时机，过早的治疗，羊水量多，胎儿小，胎儿很容易再造成胎位不正，过晚的施治，羊水量少，胎儿发育较大，此时难以复位，故治疗时间极为重要。

3. 在治疗时也不可过度，中病即止，因为过度治疗，可能再次造成胎位不正。

4. 本病主张施以艾灸法，艾灸方法无风险、无痛苦、疗效高，一般不选择针刺。

❧ **小结** ❧

胎位不正在中医学中记述甚早，并且认识非常全面，治疗方法非常可靠，内容极为丰富。如《千金翼方·针灸上·妇人》："妇人逆产足出，针足太阴入三分，足入乃出针。……横产手出，针太冲入三分，急补百会，去足大趾奇一寸。"又如《世医得效方·保产》："灸法，治横生逆产，诸药不效，灸右脚小趾尖头三壮，炷如小麦大，下火立产。"历代针灸文献中皆有关于治疗本病的临床经验，如在《针灸甲乙经》《针灸资生经》《圣济总录》《神应经》中均能找到相关的治疗经验。

胎位不正是造成难产的最常见原因之一，因此有效的转正胎位非常必要，目前治疗本病最有效的方法当属本疗法，其有效率超过80%，其他方法均远远低于艾灸至阴的方法，因此大力推广这一简单实效的方法，实属必要，尤其在产科中更值得大力推广运用。

第七节　子肿

子肿是指妊娠中晚期（20周）以后出现肢体、面目发生肿胀者称为"子肿"，又称为"妊娠肿胀"。本病是产科妊娠中毒症中三大主症之一，为常见妊娠并发症，以6~9月份发病为多。在中医学中根据肿胀部位及程度之不同，又有子满、子气、皱脚、脆脚等名称。如《医宗金鉴》中云："头面遍身浮肿，小水短少者，属水气为病，故名曰水肿。自膝至足肿，小水长者，属湿气为病，故名曰子气。遍身俱肿，腹胀而喘，在六七个月时者，名曰子满。但两脚肿而肤厚者，属湿，名曰皱脚；皮薄者属水，名曰脆脚。"若在妊娠7~8个月后，只有脚部轻度浮肿，休息后可缓解或消退，无其他不适，为妊娠晚期常见现象，不需要特殊处理，可适当休息即可，产后即可自消。古医家对本病早有相关论述，最早见于隋代《诸病源候论》中，之后诸多医籍皆有相关的论述。如《金匮要略》《胎产心法》《女科指掌》《沈氏女科辑要笺正》《产宝》等书中论述较为详细，为本病积累了丰富的临床经验。

本病的主要病机是脾肾阳虚，水湿内停；或胎气壅滞，气滞湿郁，泛溢肌肤，以致肿胀。与肺、脾、肾及膀胱、三焦关系密切。

本病可见于西医学中的妊娠高血压综合征中的妊娠水肿。

辨证分型

（一）脾虚型

患者脾气素弱，孕后益虚，或孕后过食生冷，内伤脾阳，致脾虚运化失职，水湿停留，泛溢肌肤四肢，而为肿胀。可于妊娠数月后，面浮肢肿，甚则遍身俱肿，皮薄光亮，按之凹陷不起，伴脘腹胀满，气短懒言，口中淡腻，食欲不振，小便短少，大便溏薄。舌体胖，边有齿痕，苔薄白或薄腻，脉缓滑无力。

（二）肾虚型

素体肾虚，命门火衰，孕后肾系胎元而益虚，肾阳虚，上不能温煦脾土，水湿不运；下不能温煦膀胱，气化失职，不能化气行水，以致水湿泛溢肌肤，而为肿胀。可于妊娠数月后，面浮水肿，下肢尤甚，按之没指，伴头晕耳鸣，心悸气短，腰酸无力，下肢逆冷，小便不利。舌淡，苔白滑，脉沉迟。

（三）气滞型

患者素性抑郁，气机不畅，孕后胎体逐渐增大，有碍气机升降，气滞湿阻，泛溢肌肤，而致水肿。可于妊娠数月后，肢体肿胀，多先有脚肿，渐及于腿，皮色不变，压痕不显。头晕胀痛，胸胁胀满，纳少腹胀。苔薄腻，脉弦滑。

针刺治疗

基本治则：以利水化湿为主，佐以安胎。

基本处方：阴陵泉，足三里，太溪，水分。

辨证加减：①脾虚者配脾俞、太白；②肾虚者配肾俞、复溜；③偏于水者配复溜、三阴交；④偏于气者配三焦俞、气海。

操作方法：诸穴常规刺。每日1次，每次30分钟，每10分钟行针1次，以捻转手法为主，宜用细针，刺激强度不宜过大。宜加用艾灸方法。

注释：阴陵泉为脾经合穴，利水渗湿，是健脾消肿之要穴，足三里为胃经之合穴、胃腑下合穴，可健脾养胃，调补气血，二穴合用，健脾胃、益气血、调气机、利水湿；太溪为肾的原穴，五脏有疾取之于原，有补益肾气的作用；水分为利尿行水效穴。

其他疗法

灸法

基本处方：脾俞，肾俞，三焦俞，足三里，阴陵泉。

操作方法：施以温和灸，每次选用 2~3 穴，每穴灸 20 分钟，每日 1 次，每周为 1 个疗程，每疗程间隔 2~3 天；也可施以温针灸，前后交替用穴，每日 1 次。

注意事项

1.增强体质，做好孕前身体健康查体，为孕前做好准备，重视孕期保健，定时做孕期检查。

2.舒畅心情，保持心情愉悦，切忌抑郁生气。

3.起居有常，饮食有节，合理均衡膳食，适当增加营养，摄入足够的蛋白质、维生素，低盐饮食。

4.水肿严重者适当休息，抬高患肢，取左侧卧位。并及时检查血压。

5.有些水肿患者为隐性水肿，在体表浮肿不明显，而体重增加较快（每周超过 0.5kg）者，应当进一步检查，排除隐性水肿。

6.重度子肿常是妊娠高血压的早期症状，应当引起临床中的重视，做到尽早发现，及时治疗，早期针刺治疗效果确实，即无副作用，又能有效的缓解改善症状，是预防妊娠高血压综合征的有效方法。

小结

子肿的发生主要与肺、脾、肾三脏的生理功能失常有关。妊娠期间胎儿要靠精血充养，需求大量的精微物质，可导致脾肾亏虚，运化与气化功能失调，水湿停聚、泛滥肌肤而成肿胀；或因胎儿渐长，有碍气机升降，肺气失宣，不能通调水道，下输膀胱而促成肿胀。临床辨证还要辨识肿胀是"有形之水病和无形之气病"，分清水肿与气肿。因于水者，皮薄色白而光亮，按之凹陷不起；因于气者，皮厚而色不变，按之凹陷即起。这对临床治疗有至关重要的作用，偏于水者，针刺常取水分、阴陵泉、复溜、足三里、三阴交等穴，以健脾温肾利水为治。对于偏于气滞者，针刺常取气海、阴陵泉、足三里、太冲、三焦俞为主穴，以行气消肿为治。因本病的水肿与妊娠有关系，所以在临床治疗时不能单纯以利水肿，要按照"治病与安胎并举"的治疗原则，在治疗时注意勿伤胎气至关重要。

第八节　子晕

子晕是指妊娠中晚期，出现头晕目眩，甚则眩晕欲厥者，称为"子晕"，又称为"妊娠眩晕""子眩"。关于本病最早记载首见于隋代《诸病源候论》中，但当时对本病的论述多与"子痫"一并论述，直到清代《叶氏女科证治》才将"子晕"与"子痫"从病因证治上分别论述，如《女科秘诀大全》中记载："妊娠七八月，忽然卒倒，不省人事，顷刻即醒，名曰子晕。"之后在《妇科证治约旨》中又明确了本病的病因是"肝火上升，内风扰动或痰涎上涌"的相关理论，至此对本病的认识较为完善。

本病的发生，主要是脏气本弱，因妊重虚，以致精血不足，肝阳上亢。其病因主要为阴虚肝旺、脾虚肝旺而致。

本病与西医学中的妊娠高血压综合征相类似。

❦ 辨证分型 ❦

（一）阴虚肝旺型

素体阴虚，肝阳偏旺，孕后血聚养胎，肝血益虚，肝阳上亢，上扰清窍，遂致眩晕。可于妊娠中后期出现头晕目眩，颧红潮热，口燥咽干，五心烦热，心悸怔忡，多梦易惊。舌红或绛，苔薄黄，脉弦细滑数。

（二）脾虚肝旺型

素体脾虚，化源不足，营血亏虚；或运化失司，水湿内停，精血输送受阻，复因孕后血聚养胎，精血益虚，肝失濡养，肝阴不足，肝阳上亢，而致眩晕。可于妊娠中晚期出现头昏头重如眩冒状。面浮肢肿，胸胁胀满，脘闷纳差，大便溏软。苔厚腻，脉弦滑。

（三）气血虚弱型

素体气血虚弱，孕后气血聚胎，气血逾虚，气虚则清气不升，血虚则髓海失养，故发眩晕。可于妊娠中后期，头晕眼花或头痛。心悸健忘，少寐多梦，神疲乏力，面色苍白或萎黄。舌质淡，苔薄白，脉细弱。

针刺治疗

基本治则：以平肝潜阳为主，佐以滋阴健脾。

基本处方：百会，内关，太冲，太溪，三阴交。

辨证配穴：①阴虚肝旺者配复溜、行间；②脾虚肝旺者配公孙、脾俞、行间；③气血虚弱者配足三里、气海。

操作方法：诸穴常规刺。每日1次，每次30分钟，每10分钟行针1次，以捻转手法为主，每10次为1个疗程，每疗程间隔3~5日。

注释：眩晕病位在脑，脑为髓之海，督脉入络脑，故治疗首选位于巅顶之百会穴，可清头目、止眩晕；内关为八脉交会穴之一，通阴维脉，有宽胸理气、降逆止呕的作用；太冲穴肝之原穴，可平肝潜阳，与内关同名经配穴，形成原络配穴法，加强平肝之力；太溪为肾之原穴，有补益肾精、滋补肾水的作用；三阴交为足三阴经交会穴，可调补肝脾肾，而以治其本。

其他疗法

灸法

基本处方：百会，足三里，三阴交，脾俞，肾俞。

操作方法：行温和灸，每日1次，每穴灸10~20分钟，在灸时注意不可过强，循序渐进，灸后注意休息，密切观察灸时的具体反应，7次为1个疗程。

注意事项

1.做好孕期保健，定期产前检查。对存在好发因素者，加强监护与指导，做到早发现，早治疗。

2.起居有常，饮食有节，保证充足的睡眠，睡姿宜取左侧卧位；饮食宜清淡而富有营养，少食或禁食油腻、辛辣、温燥之品。

3. 调畅情志，保持良好的心情，切忌抑郁生气。

4. 对子肿、血压较高的患者应积极采取应对措施，以防子痫的发生。

小结

妊娠眩晕以肝阳上亢的头晕目眩为特点，所以平肝潜阳是其治疗大法。临床常见有阴虚肝旺和脾虚肝旺两型，两者均有肝阳上亢之象。但本病主要是因妊而虚，精血不足是其本，肝阳上亢是其标，属本虚标实证，这一点务必明确，因此在治疗时应当重视其本证，其临床辨证，以眩晕的特点为辨证要点，阴虚肝旺者，可见头晕目眩；脾虚肝旺者，必见面目四肢浮肿，以此为辨，根据患者的症状滋阴或健脾以治其本。

妊娠眩晕是妊娠期常见的一个症状，可见于西医学多种疾病中，如妊娠高血压综合征、先兆子痫、子痫、内耳性眩晕、贫血等疾病。而在这里所谈及的是妊娠眩晕，症状主要以单纯的眩晕为主症，所以要排除其他相关器质性疾病所引发的相关症状。

第九节　子痫

子痫是指妊娠晚期或临产时或新产后，发生眩晕倒仆，昏不知人，双目上视，牙关紧闭，四肢抽搐，全身强直，须臾自醒，醒后复发，甚或昏迷不醒者，称为"子痫"，又称"子冒""妊娠痫证"。本病多发生于妊娠晚期或临产前，此时所发生的则称为产前子痫；少数发生于分娩过程中，称产时子痫；个别发生于产后24小时内，称产后子痫。可见古医家对本病的认识非常全面到位，完全符合临床实际情况。本病首见于隋代《诸病源候论》卷四十二中，此书已对本病的认识较为全面，如书中所言："体虚受风，而伤太阳之经，停滞经络，后复遇寒湿相搏，发则口噤背强，名之为痉。妊娠而发者，闷冒不识人，须臾醒，醒复发，亦是风伤太阳之经作痉也。亦名子痫，亦名子冒也。"其相关理论一直指导着临床的诊断与治疗。本病是产科中危急重症，一旦发生，往往威胁母婴生命，正如《医学心悟》所言："此证必速愈为善，若频发无休，非惟胎任骤下，将见气血随胎涣散，母婴也难保全。"所以本病一旦发生需要尽快控制病情，防止发生意外。

子痫主要是因肝阳上亢，肝风内动；或痰火上扰，蒙蔽清窍而发为本病。本病多是因子肿、子晕、子烦失治误治发展而来，因此及时有效的治疗子肿、子晕、子烦是预防本病的有效途径。

本病与西医学中的重度妊娠高血压综合征相符合。

辨证分型

（一）肝风内动型

患者素体阴虚，孕后精血养胎，肾精愈亏，肝失所养，横逆犯脾，则肝阳上亢，生风化火，风火相煽，遂发子痫。可于妊娠晚期，或临产时，或新产后，突然昏仆，不省人事，四肢抽搐，双目上视，牙关紧闭，腰背反张，须臾自醒，醒后复发，甚或昏迷不醒，颜面潮红，头痛眩晕。舌质红，苔薄黄，脉弦滑数。

（二）痰火上扰型

脾虚湿盛，湿聚成痰；或阴虚热盛，炼液成痰，痰火交炽，上蒙清窍，发为子痫。可于妊娠晚期，或正值分娩时，猝然昏仆抽搐，腰背反张，牙关紧闭，口流涎沫，气粗痰鸣，时作时止，头晕头痛，胸闷泛恶，面浮肢肿。舌红，苔黄腻，脉弦滑。

针刺治疗

基本治则：发作时：以安神定痉为治则；先兆子痫：以清肝、豁痰熄风为治则。

（一）子痫发作

基本处方：水沟，百会，风池，涌泉。

配穴：①抽搐不止者配曲池、太冲；②昏不识人者配内关、中冲；③牙关紧闭者配下关、颊车。

操作方法：水沟向上斜刺 0.5 寸，用雀啄法捣刺，余穴施以强刺激，以提插法为主，用泻法，醒后再施以对症处理。

注释：脑为元神之府，督脉入络脑，水沟、百会为督脉穴，故刺之有醒脑苏厥开窍、熄风止痉的功效；风池位于头部，为人体祛风之要穴，风胜则动，近取风池穴熄风止搐；足少阴肾经络于心，"病在脏者取之井"，故取足少阴肾经涌泉，醒神开窍以救急。

（二）先兆子痫

基本处方：曲池，合谷，太冲，足三里。

配穴：肝风内动型者配行间、内关；痰火上扰型者配丰隆、劳宫。

操作方法：诸穴常规刺，曲池用泻法，合谷、太冲、足三里用平补平泻法。每日1次，每次30分钟或症状消失为止。

注释：曲池为手阳明经的合穴，具有清解热邪、清脑明目的作用；合谷、太冲为"四关"穴，具有镇静、镇定的作用，具有熄风止痉，调补气血，宁心安神的作用；足三里为胃的下合穴，可培补后天之本，化生气血，滋养筋骨、脑髓、五脏。

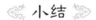

注意事项

1. 孕期加强保健，合理饮食，均衡营养，适当增加高蛋白、高维生素食物，减少脂肪、低碳水化合物、盐的摄入。保证充足的睡眠，劳逸适度。

2. 定期产前检查，发现异常，及时处理，尤其是妊娠高血压综合征的监测，防患于未然。

3. 调畅心情，保持心情舒畅，切忌抑郁生气，避免一切不良刺激。

4. 对于子痫的患者应避免光、声、触痛刺激；患者置单人暗室，绝对安静。要保持呼吸道通畅，昏迷时取头低侧卧位，及时清除口中痰液和呕吐物，以防窒息。

5. 密切观察患者病情，时刻检测呼吸、脉搏、脉象、体温、血压等。

6. 本病为危急重症，临床应多种方法并用，及时有效处理，争分夺秒抓住各种时机对症处理。

7. 子痫的治疗，重在预防。本病多由子肿、子烦、子晕发展而来，因此，及时有效地治疗子肿、子烦、子晕是预防子痫发作的前提。

8. 子痫控制后6~12小时，应下胎益母，适时终止妊娠。

小结

子痫在产前、产时或产后均可发生，在临床中以产前子痫为最常见，其次是产时子痫，也有个别发生在产后 24 小时直至 5 日以内，尽管随着时间的推移，发生子痫的可能性减小，但临床仍然要注意。子痫的发生往往与子肿、子烦、子晕不及时或不当的治疗发展而来，所以凡有上述相关疾病者，需要及时正确地处理，而且还要密切观察及预防子痫的发生。其治疗要争分夺秒，根据病情的发展时期施以治疗，在子痫先兆期，应根据其病因预防发生昏迷及抽搐，在子痫发作期，应止痉、定惊为主，以清肝熄风、安神定志为基本治则，当子痫控制后应下胎益母，适时终止妊娠。

第十节　子嗽

妊娠期间，咳嗽或久嗽不已，称为"子嗽"，亦称"子呛""妊娠咳嗽"。若久咳不愈，潮热盗汗，痰中带血，精神倦怠，形体消瘦者，属于瘼嗽，俗称"抱儿嗽"。如《医宗金鉴·妇科心法要诀》中云："妊娠咳嗽，谓之子嗽，甚或发展为瘼嗽，俗称抱儿嗽。"其病名最早见于宋代齐仲甫所著的《女科百问》中，后在多部医著中皆有本病的记载，可见在中医学中对本病的认识比较早，历代医家为此积累了大量的相关经验，为现代临床提供了可靠的治疗方法。

本病的病位在肺，与肺、脾关系密切。多因素体阴亏，孕后精血聚以养胎，阴津益感不足，致火热上扰，清肃失职而咳嗽。

本病与西医学中的妊娠合并呼吸道感染，急、慢性支气管炎引起的咳嗽相似。

❧ 辨 证 分 型 ❧

（一）阴虚肺燥型

素体肺阴不足，孕后血聚养胎，阴血愈亏，阴虚火旺，灼伤肺津，肺失肃降而咳嗽。于妊娠期间出现干咳无痰，甚或痰中带血，日久不止。口干咽燥，五心烦热。舌红，少苔，脉细滑数。

（二）痰饮犯肺型

素体脾胃虚弱，孕后愈虚，水湿不化，聚湿成痰，上凌于肺，肺失肃降，发为子嗽。于妊娠期间出现咳嗽痰多，色白黏稠，胸闷气促，甚则喘不得卧，神疲纳呆。舌淡胖，苔白腻，脉濡滑。

（三）外感咳嗽型

孕后起居不慎，外感风寒之邪，风寒侵肺，致肺失宣降，发为子嗽。于妊娠期间感受外感风寒，出现咳嗽痰稀，鼻塞流涕，头痛恶寒，骨节酸痛。舌质淡，苔薄白，脉浮滑。

❦ 针刺治疗 ❦

基本治则：清热润肺，化痰止咳。

基本处方：肺俞，中府，太渊。

辨证加减：①阴虚肺燥型者配照海、膏肓；②痰饮犯肺型者配足三里、丰隆；③外感咳嗽型者配列缺、合谷。

操作方法：肺俞、中府不可直刺、深刺，以免伤及内脏；针刺太渊注意避开桡动脉。每日1次，外感咳嗽留针20分钟，内伤咳嗽留针30~40分钟，留针期间行针3次，内伤咳嗽针用平补平泻或补法，外感咳嗽针用泻法。

注释：咳嗽病位主要在肺，肺俞为肺气所注之处，近于肺脏，可调理肺脏之气泻之能宣肺、补之则能益肺，无论虚实及外感内伤的咳嗽，均可使用；中府为肺的募穴，与肺俞相配为俞募配穴法，可调肺止咳；太渊为肺之原穴，本脏真气所注，可肃理肺气。

❦ 其他疗法 ❦

灸法

基本处方：肺俞，天突，膻中。

辨证加减：①阴虚肺燥型者配膏肓；②痰饮犯肺型者配丰隆；③外感咳嗽型者配列缺。

操作方法：可行温和灸，每日1次，每穴灸20分钟，5次为1个疗程；也可艾炷灸，每日1次，每穴灸5~7壮，7日为1个疗程。

❦ 注意事项 ❦

1.加强孕前保健，提高身体素质，增强体质。

2.注意孕期保健，慎起居，避风寒。

3.素体阴亏孕妇，在妊娠期间应注意忌食辛辣燥热之品，可适当服用滋阴润燥之品，如生梨、百合、木耳等。

4.子嗽是妊娠期中的一种并发症，常可损伤胎气而致堕胎、小产或早产，因此发病后，及时治疗，勿使病情迁延。

5.内伤而致的子嗽病程较长，易反复发作，所以应坚持治疗。在急性发作期宜标本兼顾，缓解期不仅治肺，更需要兼顾脾、肝、肾三脏。

❧ 小结 ❧

子嗽以孕期因妊而咳，咳嗽不已为特点，虽病位在肺，但与一般的咳嗽治疗不同，在治疗时必须照顾胎妊的问题，故治病与安胎并举是其治疗原则，清热润肺、化痰止咳为其治疗大法。首先分清外感还是内伤所致，内伤子嗽为病，其证多热，但有阴虚与痰火之异。临床以其咳嗽特征为辨证要点。阴虚肺燥者，一般干咳无痰，甚或痰中带血；痰火犯肺者，则咳痰不爽，痰液黏稠；外感者则有外感风寒病史，以此而辨则能较为明确的辨证。然后据证组方，因妊娠期为特殊时期，故用穴宜少，刺激宜小，并注意用穴禁忌。

第十一节　子淋

子淋是指妊娠期间出现尿频、尿急、淋漓涩痛等症状者，称为"子淋"，也称为"妊娠小便淋痛""妊娠小便难"。是妊娠期很常见的病证，本病的记载首见于东汉时期张仲景所著的《金匮要略·妇人妊娠病脉证并治》中。之后历代医著多有本病的相关记载，如《诸病源候论》《备急千金要方》《圣济总录》《外台秘要》《万氏妇人科》《医学正传》《医略六书》《胎产心法》《妇人大全良方》等书中均有相关论述，各有不同的见解，并对其病因、病机、辨证、治法进行了阐述。由此可见本病皆受到历代医家的重视，这说明本病在妊娠期是一个高发性疾病，应该引起医者的高度重视，加强对本病的预防认识。

本病的病因，总因于热，主要是由膀胱郁热，气化失常。

本病与西医学中的妊娠合并尿路感染相类似。

辨证分型

（一）心火偏亢型

患者素体阳盛，孕后嗜食辛辣肥厚之物，热蕴于内，引动心火，心火偏亢，移热于小肠，传入膀胱，灼伤津液，则小便淋漓涩痛。可于妊娠期间出现小便频数，艰涩而痛，尿少色深黄。面赤心烦，口舌生疮。舌红，苔薄黄，脉细滑数。

（二）湿热下注型

患者因孕期摄生不慎，感受湿热之邪，湿热蕴结，灼伤膀胱津液，发为小便淋漓涩痛。可于妊娠期间出现小便频数而急，灼热刺痛。尿色黄赤，艰涩不利，口苦咽干，胸闷食少，舌红，苔黄腻，脉滑数。

（三）阴虚津亏型

患者素体阴血不足，孕后血聚养胎，阴血益亏，阴虚而火旺，下移膀胱，灼伤津液，则出现小便涩痛。可于妊娠期间出现小便频数，淋漓灼热刺痛，量少色黄。颧赤唇红，午后潮热，五心烦热，多梦少寐，大便干结。舌红少苔，脉细滑数。

针刺治疗

基本治则：主要以清热利小便为主要治则。

基本处方：阴陵泉，三阴交，行间，列缺。

辨证配穴：心火偏亢型者配劳宫、少府；湿热下注型者配委中、秩边；阴虚津亏型者配复溜、太溪。

操作方法：诸穴常规刺。每日 1 次，每次留针 30 分钟，每 10 分钟行针 1 次，均用泻法，但不宜过强。

注释：阴陵泉为脾经的合穴，三阴交为脾、肝、肾三经的交会穴，二穴合用，可疏调气机、利尿通淋；行间穴为肝经之荥穴，肝经"循股阴，入毛中，环阴器，抵小腹"，与生殖系统紧密联系，"荥主身热"，故能清肝经之邪热而利小便；《医方集解》言"肺为水之上源"，主行水，肺通调水道的功能失常，就会出现小便的不利。本穴又为八脉交会之一通任脉，任脉起于胞中,《灵枢·经脉》载"列缺主治小便异常",故用列缺治疗本病尽显其效。

其他疗法

灸法

基本处方：膀胱俞，三焦俞，中极，三阴交。

操作方法：行温和灸，每日 1 次，每穴灸 15~20 分钟。

注意事项

1.孕期注意阴部卫生，节制房事，同房时要注意卫生；在孕前有尿路感染或淋病者，要彻底治疗好了之后再受孕。

2.适当多饮水，尤其有相关症状之后，更需要及时饮水，一般每日尿量保持在 2000ml 以上，饮食宜清淡，忌服温燥、辛辣刺激性食物。

3.劳逸适度，不可过劳，注意休息，左右轮流侧卧，以减轻子宫对输尿管的压迫。

4.治疗要及时，一旦出现症状，即需要治疗，做到及时、合理、彻底的原则。

小结

子淋是妊娠中常见的并发症之一。主因则是热，但是有虚实之异，临证应当明辨虚实之证，在临床辨证时主要从两个方面来分析。一是根据有无尿痛来辨：属实者，尿时疼痛明显；属虚时，尿时疼痛不明显，或尿后出现疼痛。二是根据尿色和尿量来辨：色黄或深黄，或黄赤而尿量少的为实；尿色白清亮，或淡黄而尿量如常者属虚。

本病是因妊而作，所以在治疗时务必注意，不可一味地治其病，当治病与安胎并举，所以用穴要注意，小腹部与腰骶部穴位不宜用之，若在未孕若出现淋证，多以小腹部穴位为主，而此时则禁用。对刺激性强的穴位不宜用之，手法也不宜过重，临床以轻微刺激手法为用，以免损伤胎元，而致堕胎、小产或早产，因此用穴及手法皆要注意。

第十二节 难产

难产是指足月妊娠生产时，不能顺利娩出胎儿者，称为"难产"。又称为"产难""子难""乳难""滞产"。本病的记载最早见于东晋葛洪所著的《肘后备急方》中，古医家对此病非常重视，在之后的多部医籍中均有本病相关记载，尤其关于针灸的治疗记载颇多，如《针灸大成》中载曰："妇人难产，独阴、合谷、三阴交。"《医学入门》中言："通经催生，俱泻合谷、三里、至阴三穴，虚者补合谷，泻至阴。"《千金要方》载曰："难产针两肩井，入一寸，泻之，须臾即分娩。"《类经图翼》言："难产：合谷、三阴交均灸，至阴灸三壮。"这些经验至今在临床中广为运用，为现代针灸临床提供了极为宝贵的资料。

造成难产的原因有很多，常见的有产力异常，产道异常（如子宫畸形、骨盆狭窄等），胎儿、胎位的异常等，这些均是造成难产的因素，产道异常针刺难以获得疗效，胎位的异常已在胎位不正一节中讲述，故本节主要谈及的是产力异常所造成的难产。产力是指将胎儿及其附属物从子宫内排出的力量。如果子宫收缩失去其节律性、极性或对称性，其收缩强度或频率过强或过弱，称为产力异常。产力异常包括宫缩乏力、宫缩不协调和宫缩亢进，以宫缩乏力为多见。

本病的病机主要是气血亏虚，无力运胎；或气滞瘀阻，碍胎外出。或临产胞水早破，浆干液竭，致气虚失运，血虚不润，而成难产。

西医学中所言的难产，可见于子宫收缩异常（即产力异常），骨盆、子宫下段、子宫颈、阴道发育异常（即产道异常）及胎位异常、胎儿发育异常等情况。这一章节所谈及的难产类似于西医学所言的产力异常而致难产。

⟨ 辨证分型 ⟩

（一）气血虚弱型

患者素体虚弱，气血不足，或产时用力过早，耗气伤力；或临产胞水早破，浆干液竭，致气虚失运，血虚不润，而致难产。在产时阵痛微弱，宫缩持续时间短，间歇时间长，产程进展缓慢。或下血量多而色淡。面色苍白，精神疲惫，气短懒言。舌淡苔白润，脉虚大或沉细而弱。

（二）气滞血瘀型

患者素性抑郁，气机郁滞，或临产时忧虑紧张，气机逆乱；或孕期静而少动，气血不畅；或产时感寒，寒凝血瘀，气机不利，胞脉不畅，血滞胞宫，胎难娩出，以致难产。在产时腰腹持续剧烈胀痛，宫缩虽强，但无规律，产程进展缓慢，或下血暗红、量少。面色紫暗，精神紧张，烦躁不安，胸闷脘胀，时欲呕恶。舌暗红，苔薄白，脉弦大或至数不匀。

针刺治疗

基本治则：调和气血，行滞催产。虚证以补气行血为主；实证以行气活血为主。

基本处方：足三里，三阴交，合谷，至阴，独阴。

辨证加减：①气血虚弱型者配公孙、气海；②气滞血瘀型者配太冲、血海；③胸胁胀满者配内关、肩井；④腹痛剧烈者配太冲；⑤精神疲惫者配气海、关元。

操作方法：至阴穴可针刺，也可以用艾条悬灸；合谷直刺，补法；三阴交直刺，泻法；足三里用补法。留针 30~60 分钟或直至产妇宫缩规律，每 5 分钟行针 1 次，均用强刺激手法，以捻转手法为主。

注释：足三里为胃之下合穴，可健脾养胃，调补气血；三阴交是足三阴经的交会穴，主调血分，合谷是手阳明大肠经原穴，主调气分，二穴合用，补合谷以助气行，泻三阴交以助血行，气行血行则能行滞化瘀以催产；至阴为足太阳膀胱经井穴，独阴为经外奇穴，二穴均为催产之经验要穴。五穴合用，具有调和气血，扶助正气，气复则阴阳协调，血行则胎自下。

其他疗法

（一）灸法

基本处方：合谷，三阴交，至阴，独阴。

辨证加减：气血虚弱型者加配足三里、气海；气滞血瘀型者加配太冲、膻中。

操作方法：可行雀啄灸，每穴灸 15~20 分钟，连续施灸，直至胎儿娩出；可用温针灸，每穴持续灸 15~20 分钟。

（二）耳针疗法

基本处方：内生殖器，子宫，下腹，肾，皮质下，交感。

操作方法：用 30 号 0.5 寸毫针刺入穴位，任取一侧，每 3 分钟左右捻转 1 次，施以较强的手法，直至胎儿娩出。

❖ 注意事项 ❖

1. 造成难产的原因非常多，在临证时首先明确是因何种原因所造成，对胎位异常所造成的难产应在合适的时间提前转复胎位，若在产前，已不属于针灸的范围，对于产道异常所造成的难产，也不归属于针灸之范畴。而对产力异常所造成的难产则是针灸的优势病种，因此治疗前需要排除胎儿、胎位、产道的异常。

2. 针刺时首先放松患者情绪，取得患者密切合作，让产妇结合运针屏气用力，协调合作，提高治疗效果。

3. 尽早地做好产前检查，及时发现产道异常或胎位异常，应尽早处理，有效避免难产的发生。

4. 在产前做好思想工作，消除产妇紧张恐惧心理，要安心静养、等待时机，调畅气机，有益于分娩。

5. 正确使用镇静剂和宫缩剂，发现情况及时处理。

6. 注意及时排空大、小便，必要时可行温肥皂水灌肠及导尿。

7. 在产前先要学会正确分娩方法，不要随便用力努挣，养神惜力，保存精力，关键时刻一鼓作气，否则在产时无力送胎。

8. 在产前鼓励患者多进食，适当增加高热量食物，能使在产前保证有充足的力量。

❖ 小结 ❖

难产是产科中的危急重症，临床应当高度重视，必须及时、正确地处理，若处理不当，将会给母子带来严重的后果，甚至危及生命，所以历代对此极为重视，一般需要综合处理，针灸在某些方面能够起到重要的作用，但因本病病因复杂，必须明确针灸适应证，对针灸非能奏效的原因，应及时选择其他适宜方法，这一点务必明确。针灸所针对的主要是产力异常导致的难产，治疗时应当分清虚、实两个方面：虚则补气养血，主要以足阳明、太阴、少阴经穴为主，常用足三里、三阴交、复溜等穴；实则理气行瘀，常取手阳明、足太阴经穴为主，常用合谷、三阴交、独阴等穴。合理的针刺则使气血充沛，气机调畅，气壮则送胎有力，血足则滑胎易产。同时，一定做好产妇的安慰和解释工作，消除焦虑和紧张情绪。在产程中加强对产妇的护理，观察产程和胎儿情况，发现问题，及时处理。

第十三节　胞衣不下

胞衣不下是指胎儿娩出后，超过半小时胞衣仍不能自然娩出者，称"胞衣不下"，也称"息胞""胎衣不出""儿衣不出""胎盘不下"。胞衣：即胎盘、胎膜的统称。本病在古代医学中极为重视，其病记载最早见于唐代时期《经效产宝》中。之后许多医籍均有相关的论述，尤其在针灸方面的运用记载更多，如《针灸大成》载曰："胞衣不下，中极……照海、外关二穴，能下产妇之胎衣也。"《针灸逢源》中："胎衣不下，肩井（产下厥逆者，针五分；若觉闷乱者，再针足三里）、中极、三阴交。"《类经图翼》说："胎衣不下，取三阴交、昆仑。"可见古医家对此已经掌握了有效的针刺方法，其治疗思想一直在临床中起着重要的指导作用。

胞衣不下的发病机制主要是气虚无力推送胞衣外出；瘀血壅塞，阻碍气机，产道不畅而胞衣难下。常见病因有气虚、血瘀和寒凝三证。

胞衣不下相当于西医学中的胎盘滞留，是产后大失血（产后血晕）的主要原因。

❧ 辨证分型 ❧

（一）气虚型

患者素体虚弱，元气不足，或因产时用力过度或产程过长，元气大伤，气虚无力推送胞衣外出。当胎儿娩出半小时后，不能自行娩出胎衣，小腹坠胀，腹部压之有块而不硬，阴道流血量多而色淡，神疲气短，面色无华，头晕心悸。舌质淡，苔薄白，脉沉细。

（二）血瘀型

患者平素体虚，因产耗气，气虚不摄，血壅胞中；或素性犹豫，气机失调，经脉失畅，血不归经，血滞胞衣，瘀阻胞中，以致胞衣不下。当胎儿娩出半小后，胞衣不下，阴道流血或多或少，色暗有块，腹部剧痛、拒按，腹部压之有块而硬。舌质紫暗，或有瘀点、瘀斑，脉弦涩有力。

（三）寒凝型

因产室寒温失宜，寒邪袭于胞脉；或素体阳虚，阴寒内盛，寒凝血瘀，气血凝滞，以致胞衣难下。胎儿娩出后胞衣久久不下，小腹冷痛、拒按，得温痛减，阴道流血较少，形寒肢冷，面色青白，舌暗苔白，脉沉紧。

❧ 针刺治疗 ❧

基本治则：益气活血，温经散寒。

基本处方：子宫，肩井，合谷，三阴交，独阴。

辨证加减：①气虚型者配足三里、气海；②血瘀型者配太冲、昆仑；③寒凝血瘀型者配神阙、关元。

操作方法：子宫穴注意针刺深度；肩井穴平刺或斜刺，不可深刺，以免伤及肺尖导致气胸，施以捻转泻法；合谷施以捻转补法；三阴交虚证施以补法，实证施以泻法；独阴施以灸法。

注释：子宫穴为局部用穴，用之可疏导胞宫气血，下胞衣、化浊逐瘀；肩井性主降，通经络，合谷、三阴交二穴相配具有理气化瘀之效。肩井、合谷、三阴交、独阴均为历代下胞衣之经验效穴。

❧ 其他疗法 ❧

（一）灸法

基本处方：神阙穴。

操作方法：先将食盐填于脐中，将艾绒制成绿豆大的艾炷，一般灸3~7壮。

（二）耳针疗法

基本处方：皮质下，交感，内生殖器，腹。

操作方法：毫针施以强刺激，留针 20 分钟，每次行针 2~3 次，每次行针时间宜长。

❧ 注意事项 ❧

1. 本病属于产科危急重症，临床治疗以作为产科的配合治疗。胞衣持久不下，可导致大出血，所以临床不可忽视，需要产科的密切配合。

2. 针灸治疗适宜病程的早期，对于产程长、出血量多的情况非针灸所能解决。

3. 产室室温应适宜，避免过热、过冷。

4. 当确认胎盘完全剥离后，可左手按压宫底，右手轻拉脐带，协助娩出胎盘。

❧ 小结 ❧

本病是分娩之后的常见病证，一般多伴有阴道流血，且病势较急，若不能及时排下胞衣，则会导致大流血，轻则休克、昏迷，重者可致死亡，临床务必高度重视。针刺治疗首先要辨证，辨证首当辨虚实：若见流血色淡，腹部按之柔软，且无压痛，患者神疲气短，脉象虚弱者，则为虚证；若见流血色紫暗有块，腹部膨胀，按之剧痛，可见面色暗淡，舌质紫暗，脉弦涩，为实证。然后根据虚实组方并以合适的手段。临床治疗多以古代医家之经验为用，临床常选用合谷、三阴交、至阴、昆仑、肩井等穴，虚证、寒证者可重点用灸法，实证加强刺激强度。对于大量出血时宜采用其他方法，注意的是暗出血的情况（宫腔内积血），有时可见患者出血不多或无出血，但此时有宫腔内积血，临床应加倍警惕。

第七章
产后病

第一节　产后血晕

产后血晕是指产妇分娩后，突然头晕眼花，不能起坐，或心胸满闷，恶心呕吐，或痰涌气急，甚则神昏口噤，不省人事，称为产后血晕。"晕"指昏眩、昏厥。是产后急症之一，若不及时抢救，常危及产妇生命。又称"产后血运"。本病病机分虚实两种，虚者则是因产妇素体虚弱，加之产时大量失血或产程过长，心神失养所致；实者则是因瘀血停滞，或寒凝血瘀，气逆于上而致。

本病在中医学中记述甚早，并且对本病十分重视，无论在诊断与治疗方面皆积累了丰富的经验，通过古代医籍记载可以明确，至今还有大量的相关文献传承。我国首部产科专著唐代昝殷所著的《经效产宝》一书就有产后血晕之记载，在宋代窦材编著的《扁鹊心书》中有"产后血晕，灸中脘五十壮"之灸法治疗经验，元代窦汉卿所著的《针经指南》中有"公孙可治产后血迷"针刺经验。在针灸专著《针灸大成》中不仅有治疗产后血晕针灸处方，而且还有本病医案的相关记载。由此可见，针灸对本病的治疗则是一个有效的方法。

本病与西医学所言的产后出血、羊水栓塞、妊娠合并心脏病产后心衰等病引起的休克相类似。

❧ 辨证分型 ❧

（一）血虚气脱型

患者因素体虚弱，产时或产后24小时失血过多，阴血暴亡，气随血脱心神失养而致血晕。可于产时或产后突然昏晕，面色苍白，心悸，甚则神昏，眼闭口开，四肢厥冷，冷汗淋漓，舌淡无苔，脉微欲绝或浮大而虚。

（二）瘀阻气闭型

患者因产时感寒，凝滞血行，血瘀气逆，扰乱心神，神不守舍而致晕厥。可见产后恶露不下，或下亦量少，小腹疼痛拒按，甚则心下满闷，气粗喘促，恶心呕吐，神昏口噤，不省人事，牙关紧闭，两手紧握，面色青紫，唇舌紫暗，脉沉细或沉涩。

治疗

基本治则：虚证当以益气固脱为主；实证以行血逐瘀为主。

基本处方：

实证选百会，水沟，中冲，涌泉。

虚证取百会，神阙，关元，内关。

辨证加减：①实证少腹疼痛拒按者配归来、中极；②抽搐者配合谷、太冲；③昏迷者配十宣或十二井穴刺血；④出血不止者配隐白；⑤心悸怔忡者配郄门；⑥两手握固者配合谷透三间。

操作方法：

虚证以灸法为主，针用补法，百会穴可用悬灸法，神阙穴用隔盐灸，关元穴可用隔附片灸或直接灸法。

实证以针刺为主，针法用泻法，一般留针15~30分钟，艾灸15~20分钟，每5分钟行针1次，以捻转手法为主。昏迷者用强刺激手法。

注释：脑为元神之府，督脉入脑，水沟、百会属督脉穴，为醒脑苏厥开窍的要穴。心主神明，手厥阴心包经、足少阴肾经皆络于心，"病在脏者取之井"，故取二经的井穴涌泉、中冲，醒神开窍救急；百会为督脉之穴，督脉为阳脉之海，能醒脑开窍、振奋阳气，尤其用灸法，作用更强。脐下为元气所聚之处，任脉为阴脉之海，神阙、关元为任脉穴，神阙位于脐部，关元位于脐下，灸之可补元气、敛阴固脱、回阳救逆。内关为心包之络穴，又为八脉交会穴，通于阴维脉，可维系和调节阴经之气，通心络，益心气，强心醒脑。诸穴合用共奏开窍醒脑，回阳固脱，调理气血之功。

其他疗法

（一）灸法

基本处方：神阙，关元。

操作方法：神阙填盐后再加附子饼艾炷灸，关元穴可用温和灸或雀啄灸，直到患者基本情况稳定为止。

（二）耳针疗法

基本处方：神门，交感，子宫。

操作方法：常规消毒后，用28号0.5~1.0寸斜刺或平刺耳穴。每天针刺1次，每次留针20分钟，留针期间行针3次。

注意事项

1. 本病是产后危急重症之一，多由产后大出血引起，一旦发生，应迅速查明原因，争分夺秒及时救治，必要时多种方法并用。

2. 本病在治疗时一定明确虚实辨证，根据疾病之虚实辨证组方，施以合适的治疗手段。

3. 根据"急则治其标""缓则治其本"的原则施以治疗，神昏不醒者应回阳救逆，先迅速促其清醒，清醒后要做好善后调治。

4. 预防本病的发生要做好产前检查，做好孕期保健。积极发现和治疗导致出血的全身性疾病和各种妊娠并发症。

5. 胎盘娩出后，产妇应在产房观察2小时。应密切注意阴道流血及子宫收缩情况。鼓励产妇及早排尿和哺乳，促进子宫收缩而止血。

6. 产后血晕忌食油腻、生冷、寒凉的食物，进食应采取渐进的饮食方式，以少量多餐为宜，宜食养血收敛、富含营养的食物。

小结

现代随着接生技术的不断提高，本病的发生已越来越少，而古代接生方法落后，产后血晕发病率极高，对此古医家也就积累了丰富的经验。尤其在针灸方面，古医家颇有临床经验，如《医学纲目》中有"产后血晕，神门、内关、关元"的运用，《针灸大成》中载曰"产后血晕不识人，支沟、三里、三阴交",《标幽赋》有"阴交而定血晕",皆为古代针灸临床经验,至今一直在指导临床的运用。在针灸临床治疗本病时,首要的要明确虚实之证,防止失误,这是获得疗效的关键,实证当以行血逐瘀为治则,以针刺为主,主要以泻法为用,多取督脉穴位为主,并常结合以刺血为用;虚证当以益气固脱为治则,临床以灸法为主,主要以补法为用,多取任脉穴位为主。

预防本病的发生是关键,所以在产前、产时、产后采取有效的方法来积极预防,尤其对产后出血(产后血崩)的预防最为重要。《素问·四气调神大论》中言:"是故圣人不治已病治未病,……。夫病已成而后药之,乱已成而后治之,譬犹渴而穿井,斗而铸锥,不亦晚乎。"就是强调未病先防的重要性,所以在各个时段合理预防,防患于未然,减少出血,特别防止产后血崩的发生,这是防止产后血晕发生的一个重要措施。当患者清醒后要做善后调治。

第二节　产后痉证

产后痉证是指在产褥期内,产妇突然出现四肢抽搐,项背强直,甚则口噤不开,角弓反张者,称之为"产后痉证",又称为"产后发痉""产后痉风""产后惊风""褥风"等。本病在中医学中记述甚早,最早记载于东汉末年张仲景所著的《金匮要略》中。并被称之为新产三病之一,《金匮要略·妇人产后病脉证治》云:"新产妇人有三病,一者曰痉,二者病郁冒,三者大便难。新产血虚多汗出,喜中风,故令病痉,亡血复汗,寒多,故令郁冒,亡津液胃燥,故大便难。"

本病的发生,多因产后失血伤津,筋脉失养;或感染邪毒,乘虚直窜脏腑筋脉所致。产后痉证常见于阴血亏虚和感染邪毒。本病病位在脑,而累及肝。

本病与西医学中的产后搐搦症、产后破伤风相类似。

辨证分型

(一)阴血亏虚型

患者因产后失血伤津,或素体阴血不足,因产重虚,血少津亏,筋脉失养，血虚生风，以致拘急抽搐。患者于产后突然出现头项强直，四肢抽搐，牙关紧闭，面色苍白或萎黄。舌淡红，苔少或无苔，脉细无力。

（二）感染邪毒型

多因接生不慎，或产创护理不当，邪毒乘虚而入，直窜经络，致筋脉拘急发病。患者于产后突然出现头项强痛，发热恶寒，牙关紧闭，口角抽动，面呈苦笑，继而项背强直，角弓反张。舌质淡，苔薄白，脉浮而弦。

❧ 针刺治疗 ❧

基本治则：熄风解痉。

基本处方：水沟，内关，合谷，太冲，阳陵泉。

辨证加减：①阴血亏虚型者配血海、足三里；②感染邪毒型加配大椎、曲池、十宣。

操作方法：水沟向上斜刺，用雀啄法捣刺；合谷深透至劳宫穴，太冲向涌泉方向透刺，内关、阳陵泉直刺，用泻法。留针至症状解除，加强行针，每穴每次行针不少于1分钟。

注释：督脉入络脑，水沟为督脉穴，刺之可醒脑开窍，熄风止痉；合谷在上肢，太冲在下肢，合谷、太冲名为"四关"穴，二穴具有镇定、镇痉的作用；内关穴为手厥阴心包经之络穴，又通于阴维脉之会穴，心主血脉，心包代心受邪，故心包也主血脉，阴维为病苦心痛，所以内关穴有醒脑开窍、宁心安神的作用；阳陵泉为筋之会，有舒筋活络的作用。诸穴共用，可熄风止痉，宁心安神。

❧ 其他疗法 ❧

灸法

基本处方：水沟，百会，印堂，合谷。

操作方法：每穴用艾炷直接灸3~5壮，如果症状不能缓解再加大椎、关元、足三里施灸，以局部红润或痉止为止。

❧ 注意事项 ❧

1. 本病是临床危急重症，病情变化迅速，其证险，命多倾，因而要及时、合理的抢救，尽可能地做到早发现、合理预防。

2. 针灸治疗产后痉证有一定的疗效，具有简便易用，发挥作用迅速的特点，但本病复杂，病情凶险，更需要多种方法配合治疗，尤其针对病因施以处理。

3. 治疗期间应保持室内安静通风，避免外界刺激。密切观察患者的呼吸、脉搏、体温、血压、瞳孔等变化。要始终保持呼吸道通畅，以防窒息。

4. 在抽搐发作针刺治疗时，要注意防止滞针、弯针、断针等意外情况。

5. 正确及时处理产伤，对于急产、滞产或产道有污染和损伤者应及时处理。

6. 产后痉证发生的重要原因与大量失血有关，因此积极防止各种大出血的发生非常必要，若出现大出血的情况，需要及时积极预防。

7. 接生时必须到正规医疗机构采用新法接生，是预防本病的前提。

❧ 小结 ❧

本病在历代临床中非常重视，古医家将本证称为新产"三病"之一，在临床治疗时首先合理评估疾病的轻重：若仅见四肢抽搐，项背强直，其证稍轻；若见角弓反张，牙关紧闭者，病情危重；若抽搐反复发作，汗出如珠，肢冷脉微者，其病情极其严重，危在旦夕。因此面对此类患者首要合理的评估患者的病情轻重，施以最到位的合理治疗。根据急则治其标，先抢救患者的生命，解除痉挛为主，以醒脑开窍，熄风止痉为基本治则。然后再根据其病因善后，本病在中医认为多是产后血虚，血不荣筋，肝郁气滞，肝风内动。因为肝藏血，主筋、喜条达。产后伤阴失血，或因郁怒伤肝，肝血愈虚，筋脉失养而拘急挛缩；血虚不能柔肝，则肝风内动，而致痉证。所以最后施以滋阴养血，柔肝熄风来以治本。

第三节　产后发热

产后发热是指产褥期内，出现发热持续不退，或高热寒战，并伴有其他症状者，称"产后发热"。又有"产后寒热""产后时气热病""褥劳"等称谓。产后1~2天内，见轻微发热，而无其他症状，属于生理现象，多为阴血骤虚，阳无所依，浮越于外，营卫不和而致。一般多在短时间内消退。本病是指产后 24 小时到 10 天内，相隔 12 小时的两次体温达到或超过 38℃，排除其他疾病而致的原因。中医学对本病有着较早的认识，汉代的《华佗神方》中已有对本病的记载，其病名见于明代楼英编撰《医学纲目》中，明代张景岳所著的《景岳全书》对本病病因病机已有了较为系统全面认识，之后许多医著均载有本病相关论述，如清代《女科切要》《回春录》《医学心悟》，民国时期的《女科秘旨》等医著中皆有不同的认识，完善了本病的系统理论。其病因病机主要是产时感染邪毒，或体虚感受外邪，或瘀血内阻，或伤食，或蒸乳，或血虚，以致邪正交争、气机壅阻、营卫失和而致。

本病与西医学所言的产褥热、产褥期感染相类似。是产后常见并发症，重症患者也是导致产妇死亡的常见原因之一，临床应予高度重视。

辨证分型

（一）感染邪毒型

多因产时失血耗气，胞脉空虚，当在接生时不慎，或产后护理不当，或不禁房事，导致邪毒乘虚而致。表现为产后持续高热，伴寒战，小腹疼痛拒按，恶露或多或少，色暗秽臭，大便秘结，小便短赤，烦躁口渴，苔厚腻，舌质红，脉滑数。

（二）外感型

因产后机体虚弱，百脉空虚，腠理不密，卫外不固，时邪乘虚而入，致营卫不和，因而发热。表现为产后恶寒发热，头痛无汗，四肢酸痛，或鼻塞流涕，咳嗽咳痰。苔薄，脉浮。

（三）血瘀型

产后情志不畅，气滞血瘀，或恶露不畅，余血未尽，瘀血停滞，阻碍气机，营卫失调，而致发热。产后寒热时作，恶露不下，色暗有块，小腹疼痛拒按，口燥而不欲饮。苔薄，紫暗，脉弦涩。

（四）血虚型

因素体虚弱，或产时、产后失血过多，而致产后更虚，营阴不足，虚热内生。产后身热缠绵，汗出不止，头晕目眩，面色苍白，心悸乏力。舌质淡，苔薄白，脉细数无力。

（五）伤食型

产后脾运未复，饮食失节，运化失司，食滞内停，郁而化热。于产后可见胃脘闷胀，吞酸嗳腐，不思饮食，大便不畅，低热起伏。苔厚腻，脉濡滑。

（六）蒸乳型

产后乳络不畅或阻塞，以致乳汁不下，蕴阻乳络，久而发热。产后可见乳房胀痛，寒战高热，疼痛牵引两胁及腋下，并有结块，乳汁不下。苔薄腻，脉数。

针刺治疗

基本治则：清热解毒，凉血化瘀。

基本处方：合谷，中极，血海。

辨证加减：①感染邪毒者配曲池、大椎、子宫；②外感者配风池、列缺、外关；③瘀血内停者配太冲、内关、归来；④血虚者配足三里、脾俞、气海；⑤伤食者配中脘、足三里；⑥蒸乳者配肩井、梁丘、膻中。

操作方法：诸穴常规刺。一般每日1次，重症患者每日治疗2次。每次留针20~30分钟，留针期间每5~10分钟行针1次，一般行针3次左右即可。实证用泻法，虚证用平补平泻法。

注释：合谷为清热要穴，中极为任脉与足之三阴交会穴，有调冲任、清下焦湿热的作用，血海则清血分之热。

其他疗法

（一）灸法

基本处方：

1.感染邪毒者：神阙，子宫，大椎，曲池。

2.外感风寒者：大椎，肺俞，风池，外关。

3.瘀血内停者：中极，归来，血海，曲池。

4. 血虚者：脾俞，气海，神阙，足三里。

5. 伤食者：梁门，中脘，上脘，足三里。

6. 蒸乳者：阿是穴，乳根，膻中，肩井。

操作方法：实证者可用雀啄灸或隔姜灸，虚证用温和灸，神阙穴先用盐填平，再施灸，其余穴均常规操作。每穴灸 10~20 分钟，每日 1 次。

（二）耳针疗法

基本处方：子宫，肾上腺，耳尖。

操作方法：常规消毒，用 28 号 0.5~1 寸毫针斜刺或平刺耳穴。每天 1~2 次。每次留针 1~2 小时，留针期间行针 2~3 次，每次行针 5~10 秒，行针时用强刺激手法。

注意事项

1. 加强孕期保健，注意合理膳食，忌辛辣肥甘之品，均衡营养，注意休息，增强体质。

2. 正确处理分娩，严格无菌操作，注意产后合理调护，加强预防。

3. 产褥期应避风寒，慎起居，注意保暖，避免接触感冒患者。保持外阴清洁，禁盆浴、房事。注意乳房卫生，合理科学喂养。

4. 产后宜采取半坐卧位，以利恶露排出，当恶露不下时及时采用合适的方法处理。加强子宫收缩，及时合理的予以收缩子宫治疗。产后注意多饮水，尤其出现发热时更应注意，发热时并及时采取物理退烧法。

5. 当产后出现排尿不利的情况，要及时解决，以免尿潴留后而引起泌尿系统的感染。

小结

患者产后，首先气血俱伤，百脉空虚，正气不足，外邪极易侵入；再因产时身体所伤，若不注意防范，邪毒容易直接侵入，故产后极易引发发热。所以增强产妇的体质，减少孕妇出血，做到合理预防，是防治本病的有效途径。

引发本病的原因较多，临证时务必明确病因，做到合理辨证，注意表里、虚实、标本，当明确先治标，或先治本，或标本兼治，攻补兼施，紧握病机，做到合理有序治疗，则能达到合理根本的解决。

第四节　产后腹痛

产后腹痛是指产妇在分娩后，发生与分娩或产褥有关的小腹疼痛，称为产后腹痛。又称为"儿枕痛""儿枕疙瘩痛"。一般出现在产后第1-2天，小腹部轻微阵发性疼痛，尤以哺乳时痛甚，持续2-3天消失。为子宫收缩所致，属于生理现象，一般不需要特殊处理。若疼痛较重，阵阵加剧，或腹痛虽轻，但绵绵不止，持续不解。则属病态，应予治疗。本病病因为产后气血运行不畅，瘀滞不通则痛。其病机则是因产后伤血，百脉空虚，血少气弱，推行无力，以致血流不畅而瘀滞；也可由于产后虚弱，寒邪乘虚而入，血为寒凝，瘀血内停，不通则痛而致。

产后腹痛在中医学记述甚早，这一病名最早见于现存文献汉代《金匮要略》中，宋代《妇人良方大全》对本病之病因有了全面的分析，并称之为"儿枕痛"，明代《景岳全书》进一步完善了本病的辨证分型，并主张辨证论治。可见本病在中医学中也有着丰富的理论和治验，至今仍是指导临床的宝贵经验。

本病相当于西医学中的产后宫缩痛、产后痛、产后感染而引起的腹痛。一般多见于经产妇。如果腹痛剧烈，持续发热，出现脓性恶露，应按产后发热处理。

辨证分型

（一）血虚型

患者因素体虚弱，气血不足，或产后失血过多，冲任空虚，胞脉失养，不荣则痛；或血虚无以载气，气虚推动无力，血行迟滞而痛。表现为产后小腹隐隐作痛，喜揉喜按，恶露量少，色淡质稀，或有头晕眼花，心悸怔忡，大便秘结。舌质淡，苔薄白，脉细弱。

（二）血瘀型

患者因情志不畅，肝气郁结，瘀血内停，恶露不下，不通则痛；或产后正气亏虚，血室未闭，寒邪乘虚侵入胞脉，凝滞血行。表现为产后小腹疼痛拒按，得热稍减，恶露量少，色暗有块，面色青白，四肢不温，或胸胁胀痛。舌质紫暗，边有瘀点或瘀斑，苔白滑，脉沉紧或弦涩。

针刺治疗

基本治则：养血活血，行气止痛。

基本处方：关元，归来，三阴交，足三里。

辨证加减：①血虚型者配气海、脾俞；②血瘀型者配血海、中极、太冲。

操作方法：诸穴常规刺。每日治疗 1 次，每次留针 30~45 分钟。留针期间每 10 分钟行针 1 次，血虚用补法，瘀血行泻法。适宜在腹部加用灸法。

注释：关元为任脉与足之三阴交会穴，有温肾壮阳，培补元气，通调冲任的作用；归来为足阳明穴位，冲脉隶于阳明，足阳明胃经主血所生病，其穴并近于胞宫，具有调经活血的作用；三阴交为足三阴交会穴，可调理脾、肝、肾三脏，养血调经；足三里调补脾胃，以益生化之源，调补气血。

其他疗法

（一）灸法

基本处方：三阴交，归来，关元。

操作方法：用艾条雀啄灸。归来、关元以达小腹温热为度，三阴交局部温热发红。总体以症状改善或消失为度。

（二）耳针疗法

基本处方：子宫，腹，皮质下，内分泌，卵巢。

操作方法：常规消毒，用 28 号 0.5~1.0 寸毫针斜刺或平刺耳穴。每日 1 次，每次留针 20 分钟，留针期间行针 2~3 次，采用中等刺激手法。

（五）皮肤针疗法

基本处方：三阴交，血海，腰阳关至八髎穴之间。

操作方法：常规消毒，用中等力度叩刺，腰阳关至八髎间叩刺加拔火罐，再叩三阴交、血海，以叩刺部位皮肤潮红为度。

❀ 注意事项 ❀

1. 针刺治疗产后腹痛疗效满意，多能立见其效，但是应注意胎盘残留、胎膜残留的情况。

2. 尽量以自然分娩，减少剖宫机会。产后当天不宜用热水袋外敷止痛，防止出血过多。

3. 做好产褥期保健，慎起居，避风寒，注意保暖，尤其防止腹部受寒，忌冷水洗浴。禁食生冷。

4. 调畅情志，保持心情愉快，切忌抑郁生气，注意生活调理，禁房事。

5. 要注意劳逸结合，不要卧床不动，尽可能的早活动，并逐渐增加活动量，但不可过劳。

❀ 小结 ❀

产后腹痛以新产后多见，是产后常见病之一。造成腹痛主要原因是血行不畅，凝滞而痛，导致不畅的原因有血虚、血瘀、寒凝、气滞，临床根据腹痛的特点，恶露的量、色、质、气味的变化，结合全身症状，舌象脉象，综合分析，明辨虚实。血虚而致的腹痛一般表现为小腹隐痛，喜揉喜按，恶露色淡质稀，治疗当以补益气血。血虚产后腹痛则是因产后伤血失气，冲任空虚胞脉失养。或气虚无力，以致血流不畅，迟滞而痛。治疗应以补益气血，调理冲任为要，常以任脉、足阳明、太阴经穴为主，如关元、气海、足三里、三阴交等以灸法为主；气滞血瘀而致产后腹痛多由于产后情志不畅，郁怒或暴怒伤肝，肝气郁结，疏泄失常，气机失宜，失血内停，恶露当下不下，以致腹痛。腹痛剧烈，拒按，恶露色暗有块，为血瘀证。治疗当以行气化瘀、通经止痛为治则，临床常以任脉、足阳明、足厥阴经穴为主，如常取中极、归来、血海、太冲等穴，针刺用泻法，亦可加用艾灸法，尤其寒证者更适宜加用灸法；寒凝引起的产后腹痛是因产后正气虚弱，阳气不足失于调养，寒邪乘虚侵入胞脉，血为寒凝不通畅而导致。治疗当以助阳散寒、温通胞脉为治则，临床以任脉、足太阴经穴位为主，如常用关元、气海、三阴交等，针灸并用，重用灸法。

第五节　恶露不绝

恶露不绝是指产妇分娩后 3 周以上仍有阴道流血、溢液，又称"恶露不止""恶露不尽"。正常恶露，初为血性，继则逐渐变淡，且无特殊臭味，一般 3 周左右干净。也有个别患者偶有恶露，色、质、味无异常，一月方净者。

中医学对产后恶露不绝之症早有研究，尤其在针灸学中积累了更丰富的经验，《针灸资生经》中言："气海、中都治恶露不止。"《针灸聚英》载曰："产后恶露不止，及诸淋证，灸气海。"《杂病穴法歌》言："因产恶露或不止，气海、关元必于功。"《针灸集成》说："因产恶露不止，中极、阴交（百壮）、石门（七壮及百壮）。"皆是古代针灸医家之临床经验，由此也这说明了古代针灸医家对本病极为重视，为现代针灸临床提供了极为宝贵的经验。

恶露不绝的发生多与素体虚弱、产后过食辛辣温燥之品、情志郁结等因素有关。本病病位在胞宫，与冲、任二脉及脾关系密切。基本病机是冲任不固，血行体外。

本病相当于西医学中的晚期产后出血、胎盘附着面复旧不全、部分胎盘残留、蜕膜残留、产褥感染等病。

❀ 辨证分型 ❀

（一）气虚型

患者素体气虚，产时元气耗伤，其气更虚；或产后操劳过早，劳则气耗，气虚则冲任不固，摄血无权，致恶露不绝。可见产后恶露量多或淋漓不断，色淡、质稀、无异味，小腹空坠，神倦懒言，气短自汗，面色㿠白，舌质淡，苔薄，脉缓无力。

（二）血热型

患者素体阴虚，产时亡血伤津，营阴不足，虚热内生；或产后过食辛温香燥之品；或感受湿热毒邪；或情志不畅，肝郁化热，热扰冲任，迫血下行，致恶露不尽。表现为产后恶露量多，色红、质稠，有臭秽之气，面色潮红，身有微热，口燥咽干，舌红，苔薄黄，脉细数。

（三）血瘀型

多因产后胞脉空虚，摄生不慎，寒邪乘虚而犯，凝滞胞脉；或郁怒伤肝，气滞血瘀；或产后胞衣残留，瘀血内阻，新血不得归经，冲任不畅，致恶露不绝。可表现为恶露量少，淋漓不爽，色紫暗，有血块，小腹疼痛，拒按，舌有瘀斑或瘀点，脉弦涩。

针刺治疗

基本治则：调和气血，固摄冲任。

基本处方：关元，血海，三阴交。

辨证加减：气虚型者配气海、足三里、脾俞；血热型者配行间、太溪、中都；血瘀型者配中极、太冲、归来。

操作方法：每日治疗 1 次，每次留针 30~45 分钟，留针期间每 10 分钟行针 1 次。气虚者用补法，尤适宜灸法。血热者、瘀血者血海行泻法，关元、三阴交行平补平泻法。

注释：关元为任脉穴，邻近胞宫，与足三阴经交会，可益元气、固冲任、理胞宫，而使血归经；血海、三阴交为脾经穴，脾为统血之脏，二穴为理血调经之要穴。

其他疗法

（一）灸法

基本处方：三阴交，关元，断红穴。

操作方法：可行温和灸，每穴灸 10~15 分钟，每日 1 次，10 次为 1 个疗程；也可行隔姜灸，壮如枣核大，每穴 3~5 壮，隔日 1 次，15 次为 1 个疗程。

（二）穴位贴敷

基本处方：气海，关元。

操作方法：将吴茱萸 5g、当归 10g、党参 20g，研末加醋调成糊状，均匀涂于 3cm×3cm 的胶布上，贴敷于穴上。

（三）耳穴疗法

基本处方：子宫，皮质下，内分泌，交感，脾，肾，屏间。

操作方法：每次选用 2~3 穴，留针 15~20 分钟，留针期间行针 2~3 次，施以中等刺激。或埋针法、压丸法。

（四）埋线疗法

基本处方：关元，三阴交，隐白。

辨证加减：①气虚型者加气海、足三里、脾俞；②血热者加太溪、中极、行间；③血瘀者加太冲、血海、膈俞。

操作方法：常规消毒，常规操作方法，每 12 天治疗 1 次，连续治疗 2~3 个疗程。

注意事项

1. 针灸治疗恶露不绝则为优势病种之一，但是在治疗时首先应排除胎盘胎膜是否完整排出，有无副胎盘或胎盘小叶缺损的情况。

2. 产褥期应注意调护，劳逸适度，及早合理的逐渐活动，但不可过劳。新产后采取半卧位或健侧卧位。

3. 产后注意保暖，避免感受风寒，禁忌房事。

4. 调畅情志，情绪安定，切忌抑郁生气。

5. 饮食宜清淡而富含营养，忌食生冷，少食辛辣香燥之品。

小结

产后恶露不绝是产后常见问题之一，早在《女科经纶》中提出："凡看产后病，须问恶露多少有无，此要语也。"古代针灸医家对治疗恶露不止积累了丰富的临床经验，目前可以查到相当多的古代医家治疗经验，如本篇章开始所列举的相关医籍，这些古医家经验奠定了现代针灸临床丰富的治疗基础，产后恶露不尽或因气虚不摄，或因瘀血内阻，新血不能归经，或因湿热毒邪壅于下焦，热伤冲任，迫血妄行等，有虚有实尤当细辨。《医宗金鉴》说："产后恶露随化随行者，当审其血之色，或污浊不明，或浅淡不鲜，或臭，或惺，或秽，辨其为虚为实而攻补之。"不可一概而论。气虚者当以补气摄血，固摄冲任，常以任脉、足太阴、阳明经穴为常用，临床以气海、关元、足三里、三阴交等穴为常用，针行补法，宜用灸法；血热者当以养阴清热，固摄冲任，常以任脉、足三阴经为常用，临床以中极、血海、太溪、行间等穴为常用，针宜用泻法；血瘀者当以理气活血，固摄冲任，常以任脉、足太阴、足厥阴经穴为常用，临床以中极、太冲、血海、三阴交等穴为常用，针行泻法，可配用灸法。

第六节　恶露不下

恶露不下是指产后子宫内的余血浊液（恶露）停滞不下或下之甚少，且伴有小腹疼痛为主要表现的产后疾病，称为"恶露不下"，又称为"恶露不除""血不下"。产后恶露应自然排出体外，如果恶露在胞内，常常引发产后血晕、产后发热、儿枕痛等病，所以有效解除恶露不下的情况，则是预防产后许多疾病发生的重要原因。

恶露不下在中医学中认识较早，恶露不下的病名最早记载见于现存的《太平圣惠方》中。明代薛己《校注妇人良方》已指出本病是由气滞血瘀而致的病因，明代《万氏女科》又进一步补充了亦有气虚而致的病因，自此中医学对本病有了较为全面的认识。

本病主要的原因则是气滞、寒凝阻滞胞宫而致。多因产时失血耗气，气血虚少，或产时受寒，或情志不畅，气血瘀滞，恶露不得排出而致。

本病可见于西医学中的子宫复旧不全、产后腹痛、产后发热、产后血晕等疾病中。

❦ 辨证分型 ❦

（一）寒凝血瘀型

在产时耗气伤血，百脉空虚，脏器伤损，血室正开，风冷寒邪乘虚而入，或摄身不慎伤于生冷，或素体阳虚复感风寒，血遇寒冷之邪则凝滞不行，停滞胞中不下。可于胞衣娩出后，恶露不下或下之甚少，色紫暗有块，小腹冷痛拒按，喜温，得热舒适，畏寒肢冷，面色青白。舌质紫暗，苔薄白，脉沉紧。

（二）气滞血瘀型

在产时或产后郁怒，或素性抑郁气机不畅，复因产后事不顺心，气机郁滞更甚，气郁不达则血行不畅，瘀结胞中排泄不畅，以致恶露不下或所下甚少。可于产后无恶露排泄，或时多时少，色紫暗有块，腹胀剧烈，小腹胀痛，拒按，或胸胁乳房胀痛，精神抑郁，善叹息。脉弦涩。

（三）气血虚弱型

素体气血偏虚，孕后气血更显不足，复因产时失血过多，以致胞脉空虚无血可下；或气随血耗，元气受损、气虚无力排泄，以致恶露迟滞不下。可于产后无恶露，或排泄甚少，色淡红，质清稀，小腹隐痛，喜揉喜按，面色无华或萎黄，神疲气短，或头晕心悸。舌质淡，苔薄白，脉细缓无力。

❄ 针刺治疗 ❄

基本治则：实证则温经散寒，理气行滞，活血化瘀；虚证补气养血，调理冲任。

基本处方：子宫，归来，血海，三阴交。

辨证加减：①寒凝血瘀者配神阙、中极；②气滞血瘀者配太冲、中极；③气血虚弱者配足三里、气海。

操作方法：子宫、归来注意针刺深度，手法宜重，施以较强的刺激手法，并适宜加用艾灸法，血海、三阴交常规刺。神阙先用食盐填平之后，再隔姜或附子饼艾灸，余穴常规刺，每日 1 次，每次 30~40 分钟，每 10 分钟行针 1 次。

注释：归来为足阳明胃经之穴，足阳明多气多血，本穴有温经行血的作用，其穴处于小腹部，可直接调理腹部之气血；子宫为经外奇穴，是治疗妇科疾病之特效穴，其穴处于小腹部，与归来同用，可调理胞宫、通胞脉，化瘀行血；血海有行血化瘀的作用，与妇科要穴三阴交同用，有理气行滞，活血化瘀的作用。

❄ 其他疗法 ❄

（一）灸法

处方：中极，关元，归来，血海。

操作方法：可用温和灸，每穴灸 30 分钟，每日 1 次或隔日 1 次；或隔姜灸，炷如枣核大，每穴灸 5~7 壮。

（二）耳针疗法

处方：皮质下，内分泌，内生殖器，交感，神门。

操作方法：每次选用 2~3 穴，弱刺激，留针 20~30 分钟，留针期间施以 2~3 次行针。亦可用埋针或贴王不留行籽。

（三）埋线疗法

处方：中极，关元，归来，血海。

辨证加减：①寒凝血瘀者配腰阳关、子宫；②气滞血瘀者配太冲、膈俞；③气血虚弱者配足三里、脾俞。

操作方法：常规消毒，常规操作，每 15 天治疗 1 次。

（四）皮肤针疗法

处方：八髎（上髎、次髎、中髎、下髎），关元，中极，三阴交。

操作方法：常规消毒，皮肤针反复叩刺，力度以患者耐受为度，以达微微渗血。每日 1 次，每次选 3~4 穴。

❧ 注意事项 ❧

1. 避免精神刺激，切忌抑郁生气，保持精神愉悦，调节情志，畅通气血。

2. 避免风寒侵袭，注意保暖，尤其产后更应注意，忌食生冷，避免寒凉之邪侵袭胞脉。

3. 平时注意增强体质，产后劳逸适度，注意休息，孕后、产后适当加强营养，气壮血充，自然无病。

4. 产后恶露不下是产后常见问题，一旦出现，积极治疗，恶露不下可引发多种产后杂证，如果恶露在胞内，常常引发产后血晕、产后发热、儿枕痛等病，所以积极治疗有重要的意义。

❧ 小结 ❧

产后恶露属余血、浊液，若停蓄胞宫不下，可引发产后血晕、产后发烧、儿枕痛，甚则形成癥瘕、血臌等证，因此应引起临床重视。但在实际临床中一直非常重视恶露不绝的治疗，对恶露不下重视程度远远不够，尤其在针灸治疗方面，临床资料一直甚少，通过针灸临床观察，针灸治疗恶露不下有较好的疗效。

本病无论寒凝还是气滞，病理结局均是以瘀滞为主，所以治疗应以疏通为主的总则，采取以理气解郁，调和气血为大法，然后再辨虚、实、寒、热的问题，根据"实则泻之，虚则补之，寒则温之"的原则施以具体的治疗。寒凝血瘀者以温经散寒为主，气滞血瘀者以泻法为主，气血虚弱者以调补气血为主。针灸治疗多以任脉、厥阴经、脾经的穴位为主，常用气海、中极、关元、太冲、三阴交、血海等穴。

第七节　产后大便难

产后大便难是指产后饮食如常，大便数日不解，或艰涩难以解出者，称为"产后大便难"，又称为"产后大便不通""产后大便秘涩""产后便秘"。

中医学中对本病认识较早，早在东汉时期张仲景的著作《金匮要略》中已有记载，且对此病极为重视，与产后病痉、产后郁冒称之为新产三病，《金匮要略·妇人产后病脉证并治》云："新产妇人有三病，一者病痉，二者郁冒，三者大便难，……亡津液胃燥，故大便难。"由此可见，古医家已对本病有了较为全面的认识。

本病的主要病机则是血虚津亏，肠道失于濡润，或肺脾气虚，传导无力。虚火内炽、灼津耗液、津枯肠燥是本病的主要原因。

西医学中的产后便秘属于本病范畴。

辨证分型

（一）血虚津亏型

患者素体血虚、津液不足，因产失血耗液，或产后汗出过多，伤津耗液，以致亡血伤津，肠道失于濡润，而致大便燥结难解。患者于产后数日不解大便，解时干涩疼痛，腹部不甚胀痛，饮食正常，面色萎黄，心悸头晕。舌淡苔薄，脉细数。

（二）气虚失运型

素体虚弱、中气不足，因产耗伤元气，气虚更甚，气虚则传送无力，肠道蠕动迟缓，大便运行涩滞，以致数日不解大便，解时困难、难以排出。患者于产后大便数日不解，时有便意，临厕努挣乏力，挣则汗出气短，大便不坚，便后疲乏尤甚。舌淡苔薄，脉缓弱。

（三）阴虚火旺型

素体阴虚，因产水血俱下，阴液愈亏、阴虚则生内热，热灼阴津，津亏液少，肠道失润则大便艰涩难解。患者于产后大便数日不解，解时艰涩燥结难排，口干口渴，面赤唇红，五心烦热，潮热盗汗，小便黄少。舌质红，苔少干燥，脉细数。

（四）阳明腑实型

产时失血伤津，正气受损，产后脘腹骤然空虚，饮食失节伤于肠胃，食滞胃肠，食积化热壅塞肠道，致大便燥结难解。患者于产后数日不解大便，脘腹胀满疼痛，矢气臭秽，口臭或嗳气，或口腔生疮，身有微热。舌质红，苔黄厚或黄燥，脉弦数或滑数有力。

❧ 针刺治疗 ❧

基本治则：益气养血，滋阴润燥。

治疗处方：天枢，支沟，照海，足三里。

辨证加减：血虚津亏型者加血海、脾俞；气虚失运型者加气海、腹结；阴虚火旺型者加太溪、复溜；阳明腑实型者加内庭、曲池、合谷。

操作方法：诸穴常规刺。天枢、足三里平补平泻法，腹结、支沟行泻法，照海补法，以捻转手法为主。每次留针30~45分钟，每10分钟行针1次。

注释：本病病位在肠，为六腑病之一，根据"阳病行阴，故令募在阴"，取其大肠募穴天枢；支沟宣通三焦气机，照海滋阴，取之可增液行舟，二穴均为治疗便秘的之经验效穴；足三里为多气多血阳明经之合穴，用之有益气养血，健运脾胃的作用。

❧ 其他疗法 ❧

（一）灸法

基本处方：神阙，天枢，气海，大肠俞。

操作方法：神阙用盐填平，施以枣核大小艾炷灸。可行温和灸，每穴灸 10~15 分钟，10 次为 1 个疗程；或隔蒜灸，每穴灸 3~5 壮，每日 1 次，10 次为 1 个疗程。

（二）耳针疗法

基本处方：大肠，直肠，交感，皮质下。

操作方法：常规消毒，用毫针刺激，中等刺激，留针 30 分钟，留针期间行针 2~3 次。也可以用皮内针埋藏或贴压王不留行籽。

（三）埋线疗法

基本处方：天枢，腹结，大肠俞，上巨虚。

辨证加减：血虚津亏者配足三里、脾俞；气虚失运者配气海、足三里；阴虚火旺者配太溪、照海；阳明腹实者配支沟、曲池。

操作方法：常规消毒，常规操作方法，每 15 日治疗 1 次，连续治疗 3 次为 1 个疗程。

（四）中药贴敷

基本处方：神阙。

操作方法：取芒硝 15g，冰片 5g，研为细末布，加蜂蜜调成膏状，敷于穴位，纱布固定，1~2 日一换也可结合艾炷灸，先取药粉填入脐中上置艾炷点燃施灸，每次 4~5 壮。中病即止。

❀ 注意事项 ❀

1. 针灸治疗产后便秘不仅有确实的作用，而且不会影响孕妇哺乳，应是本病值得推广的治疗方法。

2. 产妇应当尽早下床活动，以促进肠道蠕动。养成定时排便的习惯，形成条件反射。多食新鲜蔬菜瓜果及含纤维素高的食物，不可过多食用精细粮、高热量的食物，忌食辛辣及刺激性食物。

3. 产后便秘多为虚证，以亡血伤津、无水舟停及气虚无力而致的便秘为主，因此临床应以益气养血、滋阴为主的治疗，故不可一味地行泻法。

4. 要保持乐观的情绪、心情愉悦，避免不良的精神刺激。

5. 一旦出现便秘要及时治疗，不可过多地用导泻药，以免产生依赖性。

产后大便难是产妇的常见疾病，临床发病率较高，因产妇属于特殊群体，产后需要哺乳，因此用药往往影响产妇的哺乳，或形成药物依赖性，针刺治疗既无任何副作用，又能起到治疗快作用好的效果，临床推广针刺治疗实属必要。

产后大便难的原因以虚证为多，临床治疗要以益气养血为主，手法也不宜过重，否则再伤气血，反而加重病情，临床治疗要标本兼顾，一定要配合饮食起居及生活调理。

第八节　产后排尿异常

产后排尿异常是指产后出现了小便不通或小便频数或失禁者，统称为"产后排尿异常"。临床根据不同的症状又有"产后小便难""产后小便失禁""产后小便频数""产后癃闭"等不同称谓。产后小便不通、产后小便频数、产后尿失禁，其证候虽表现不同，但总的病因病机、治则基本一致，所以在临床中多一并论述，称之为"产后排尿异常"。本病相关最早记载首见于隋代《诸病源候论》中，书中对其病因病机已有较为详细的论述，如言："因产用气伤于膀胱，而冷气入胞（脬）囊，胞（脬）囊缺漏不禁小便、故遗尿，多因产难所致……肾虚不能制水，故小便数；因产气虚……虚弱不能制其小便，故令数。"之后诸多医籍中皆有相关的论述，本病在针灸方面运用，古医家也留下了丰富的经验。如《针灸逢源》曰："转胞：脐下急痛，小便不通，取阴陵泉，灸关元二七壮。"《备急灸法》："转胞：小便不通，烦闷气促，用盐填脐中，大艾柱灸三七壮，未通更灸，益通即往。"

本病的发病机制，主要是膀胱气化失职。然而膀胱的气化功能，与肺气的通调、脾气的转输和肾气的开阖息息相关。若肺、脾、肾三脏的功能失常，波及膀胱，或因膀胱自身受伤及致病因素的影响，便可发生产后排尿异常。

产后排尿异常可见于西医学中的产后尿潴留、产后尿失禁或膀胱阴道瘘等疾病。

辨证分型

（一）气虚型

素体虚弱，肺脾气虚，复因产时劳力伤气；或因产程过长，耗气过多；或因产失血过多，气随血耗。肺脾之气虚，不能通调水道，膀胱气化无力，而致小便不通；气虚膀胱失约，则致小便失禁。可见产后小便不通，欲解不下，小腹胀急疼痛；或小便频数甚或失禁。伴神疲乏力，气短懒言，面色苍白。舌质淡，苔薄白，脉细弱。

（二）肾虚型

素体肾虚，产时复伤肾气，以致肾阳不足，不能化气行水，膀胱气化失司，以致小便异常。可于产后出现尿少或不通，小腹胀满而痛；或小便频数，夜尿频多，甚则尿失禁。面色晦暗，畏寒肢冷，腰膝酸软，头晕耳鸣。舌质淡，苔白润，脉沉细。

（三）产伤型

多因滞产、难产，膀胱受压过久，或接生不慎，损伤膀胱，使膀胱失约，而致小便异常。因产后出现小便不能约束而自遗或排尿淋漓，初起小腹隐痛，或尿中夹有血液，继而疼痛、血丝消失，小便失禁。舌质正常，苔薄，脉缓。

治疗

基本治则：调理膀胱，行气通闭。

基本处方：中极，阴陵泉，三阴交。

辨证配穴：气虚型者加配气海、足三里；肾虚型者加配太溪、大钟；产伤型加配关元、水道。

操作方法：中极针尖略向会阴部方向斜刺，其针感并向会阴部传导，并注意针刺深度，以免伤及膀胱。本穴最适宜加用灸法，或仅用灸法也有良好的疗效；阴陵泉、三阴交常规针刺。每次留针30分钟，以捻转手法为主，每10分钟行针1次，中极每次行针1分钟，并有较强的针感传导。

注释：中极为膀胱的募穴，用之可调理膀胱气化功能，通利小便；阴陵泉清利下焦湿热、通利小便；三阴交为足之三阴经的交会穴，可调理肝、脾、肾，以助膀胱气化。

其他疗法

（一）灸法

基本处方：神阙，中极。

操作方法：先将盐于神阙穴填平，再将葱白两根捣烂如泥做成葱饼置于盐上，再用玉米粒大小艾炷灸，灸至皮肤有灼痛感时，再换一炷，直到腹内有充分热感并有便意为止，同时于中极穴施以温和灸。

（二）耳针疗法

基本处方：膀胱，肾，尿道，三焦。

操作方法：常规消毒，毫针刺，留针 40~60 分钟，留针期间行针 3~5 次，采用中等刺激强度。也可用埋针或耳穴贴压法。

（三）埋线疗法

基本处方：膀胱俞，秩边，中极，水道，三阴交。

操作方法：适用于慢性患者，常规消毒，常规操作，每 15 日治疗 1 次，至小便正常为止。

（四）指针疗法

基本处方：中极，水道。

操作方法：用中指、食指分别按压中极、水道，逐渐用力，由轻至重，以患者耐受为度，反复刺激，直到患者排尿为止。本法主要适用于尿潴留的患者。

注意事项

1. 针灸治疗产后排尿异常有确实的疗效，具有见效快、安全无副作用、无痛苦的特点，因此加强本病在针灸临床的宣传实属必要，积极倡导产后针灸治疗小便异常的问题。

2. 在针刺小腹部穴位时要高度注意，因尿液潴留，膀胱高度充盈，在针刺时容易伤及膀胱，针刺要注意方向及深度。

3.加强孕期监护，定期做好产前检查，对不适宜自然分娩者，早期确定分娩方式并做好准备。

4.产前要注意及时排尿，不要让膀胱过度膨胀。

5.正确处理各个产程，避免因产程过长，而使膀胱过度受压导致破损。会阴切开松紧适度，以减少伤口疼痛，并注意伤口处理。

6.鼓励产妇尽早下床活动，鼓励产妇尽早自解小便，以坐位排尿为最佳。若自排有困难者，可及时处理，施以膀胱按摩或热敷，也可常规处理。

7.产后注意休息，加强营养，禁食辛辣之品。要保持心情舒畅，因产后往往精神紧张，所以治疗时应消除紧张情绪。并注意产褥期卫生。

小结

产后很容易导致小便的各种异常，在临床可有多种情况的发生，有尿潴留、小便频数、小便失禁等问题，虽然其证候表现不同，但病机与治疗基本相同。治疗本证当着眼整体，采用审证求因的办法，找准病因，针对病因调治，无论虚实，其病机在于膀胱气化失司，临床治疗目的在于气化膀胱，通利小便。针灸临床以任脉、膀胱、肾经穴位为主。然后再根据虚实施以对证治疗，虚证以补法为主，以艾灸为主，常选用神阙、气海、关元等腹部穴位；实证当以泻法为主，多施以针法，适当加强刺激，以中极、水道、委阳、三阴交等穴为主。

第九节　产后自汗、盗汗

产后自汗是指因产后汗出过多，持续不止者，称为"产后自汗"。产后盗汗是指产妇寐中汗出湿衣，醒来即止者，称为"产后盗汗"。又有"产后汗证""产后汗出不止"等称谓。本病首见于隋代的《诸病源候论》中。在中医学中与产后呕吐、产后泄泻并称为"产后三急"。《女科经纶》中载曰："三急者，新产之呕吐、泄泻、多汗也。"可见本病在古代医学中十分重视，因此历代医家为其积累了丰富的经验。

本病的病机主要是产后耗气伤血，气虚卫阳不固；或阴虚内热迫汗外出。

一般情况下，产后比平时容易汗出，尤以进食，活动后或睡眠时为明显，但无特殊不适，这是因产后气血偏虚，阴阳暂时失衡，腠理不密所致，数日后气血渐复，营卫调和而缓解，故不作病论。

辨证分型

（一）气虚自汗型

产妇素体虚弱、中气不足，复因产时失血耗气，气虚益甚，卫外不固，腠理不密，津液外泄而自汗不止。患者于产后出汗量过多和持续时间长为特点。动则益甚，体倦乏力，气短懒言，面色苍白。舌质淡，苔薄白，脉沉细。

（二）阴虚盗汗型

产妇营血素弱，因产时失血伤阴，阴血愈亏，阴虚生内热，寐时阳入阴，热迫津外泄，以致盗汗。患者于产后睡中出汗过多，醒来即止，面色潮红，头晕耳鸣，口燥咽干，或五心烦热，午后更甚，腰膝酸软。舌质红，少苔，脉细数。

针刺治疗

基本治则：主要以补虚敛汗为主要治则。

基本处方：气海，合谷，复溜，阴郄。

辨证加减：气虚自汗型者加配足三里、太渊；阴虚盗汗型者加配太溪、照海。

操作方法：先泻合谷后补复溜，气海、阴郄均用捻转补法，常规刺。气海可加用灸法。每日1次，每次留针30~45分钟，每10分钟行针1次。

注释：气海为元气所生之处，元气之所会，具有大补元气、补益肾气的作用，是治疗一切真气不足、中气下陷、诸虚损性疾病的要穴；合谷、复溜分别是手阳明、足少阴经穴，一主气一主血，一泻一补，可调营卫气血而和阴阳，是古今治疗汗证之验穴；阴郄穴为心经之郄穴，心主血脉，阴经郄穴善调血，"汗血同源"，故阴郄穴有益心气而敛汗的作用。

（一）灸法

基本处方：神阙，气海，合谷，复溜，足三里，太溪。

操作方法：施以温和灸，每次选用 3~4 穴，交替用穴，每穴灸 20~30 分钟，每日 1 次。

（二）耳针疗法

基本处方：交感，内分泌，肾上腺。

操作方法：常规消毒，毫针刺，留针 20~30 分钟，留针期间行针 2~3 次，采用中等刺激强度。或采用耳穴贴压法。

（三）埋线疗法

基本处方：肺俞，肾俞，关元，复溜，足三里。

辨证加减：气虚自汗者加脾俞、气海；阴虚盗汗者加太溪。

操作方法：常规消毒，常规操作，每 15 日操作 1 次，至症状消失为止。

注意事项

1.针灸治疗本病有较好的效果，在针刺时操作不宜太强，主要以补法为主，并注意加强护理。

2.加强孕期保健，平时多注意锻炼，在孕期做到劳逸适度，平素体质虚弱者，应早期调理或补气养血，或滋阴养液，并适当加强营养调摄。

3.做好产程及产后护理，加强产程监护、防止滞产、产创及各种大出血的情况。

4.注意产后调摄，加强休息与营养，忌食辛辣香燥及生冷寒凉之品；注意通风保暖，但不宜穿戴过厚，避免感受风寒。生活起居有规律，积极调理各种产后异常现象。

小结

产后汗证在中医学中被称为"三急"证之一，是产后常见症状，具有发病率高，治疗缓慢的特点，中医临床一直对本病极为重视，对此积累了较为丰富的经验。在中医中认为汗乃心液所化，为心所主，故有"血汗同源"之说。古人有"夺血者无汗，夺汗者无血"的告诫，本病辨证虽然有气虚、阴虚之分，但气血同生共存，"气为血之帅，血为气之母"，气无血不载，血无气不运，气旺则生血，血虚也耗气，精血津液同为阴的范畴，精血同源，阴津不足可致血虚，之间相互影响，所以临床治疗要以补法为主，气血同调为要，再辅以敛汗为治，具有标本同治的功效。

第十节　产后泄泻

产后泄泻是指产后大便次数增多，粪质稀薄，甚或泻下似水者，称为"产后泄泻"，又名"产泻""产后腹泻"等。本病证候首见于隋代的《诸病源候论》中，在中医学中本病与产后呕吐、产后汗证并称为产后"三急"证。诸多古医籍中均有相关论述，如元末明初时期的《丹溪心法》对本病的病机及治疗均有详细的记载，在清代康熙年间《张氏医通》医籍中，明确地指出了本病发生原因有五种情况，并载有相应的治疗方法。至今仍是临床极其宝贵的文献资料。

脾虚湿盛，传化失职是本病的主要病机，以泻下便次增多为主证。常见病因有食滞肠胃，脾胃虚弱，肝郁乘脾，命门火衰。

产后泄泻就是西医学所言的产后腹泻。

⚜ 辨证分型 ⚜

（一）食滞肠胃型

患者因产后饮食不当，或肥甘、生冷不慎，而伤脾胃，脾胃运化失健，水谷相杂而下，故致泄泻。表现为产后大便次数增多，粪便稀薄，或谷物不化，伴纳少腹胀，或嗳腐吞酸，脘腹胀痛，拒按，泻后痛减，大便臭如败卵。舌苔厚腻，脉滑。

（二）脾胃虚弱型

患者素体脾胃虚弱，又因产后伤血耗气，脾胃愈虚，不能运化水谷而致泄泻。可于产后大便次数增多，完谷不化，反复发作，稍进油腻食物则加重腹泻，腹部隐痛喜按，伴神疲乏力，面色萎黄，食欲不振。舌淡，苔薄白，脉细。

（三）肝郁乘脾型

患者素性抑郁，或因产后事不顺心，忧思恼怒，情志失调，肝郁不达横逆乘脾，脾胃受制运化失常，或因怒进食克化不及，而致泄泻。可于产后出现大便次数增多，每因情志不畅而发作或加重，伴有嗳气食少，矢气频作，攻窜作痛，胸胁胀满。舌红苔薄白，脉弦滑。

（四）命门火衰型

患者禀赋不足，又因产后伤及元气，肾阳愈虚，或脾虚久泻伤及肾阳，以致命门火衰，开阖失职无以制水，火衰不能煦土，脾失健运，水谷不化，下注大肠而为泄泻。可于产后出现泄泻，多于晨起泄泻（五更泻），泻下完谷，泻后则安，脐腹冷痛，喜暖喜按，形寒肢冷，腰膝酸软，面色㿠白。舌胖而淡，苔白滑，脉沉细。

❧ 针刺治疗 ❧

基本治则：健脾利湿，调肠止泻。

基本处方：天枢，关元，上巨虚，神阙。

辨证加减：①食滞肠胃型者配下脘、梁门；②脾胃虚弱型者配足三里、脾俞；③肝郁乘脾型者配太冲、三阴交；④命门火衰型者配命门、肾俞。

操作方法：神阙穴用灸，脾胃虚弱可用隔姜灸、温和灸，肾阳虚衰者可用附子饼灸；余穴常规刺，也可以加用艾灸法。重者可每日 2 次，轻症可每日 1 次，每次留针 30~45 分钟，每 10 分钟行针 1 次。

注释：天枢为大肠的募穴、关元为小肠的募穴，二穴均在腹部，处于肠道位置，既能直接调理腹部之气血，又能分别调理大小肠；上巨虚为大肠的下合穴，六腑之病首取其下合穴，故用之能调理肠腑而止泻；神阙穴居于中腹，内连肠腑，无论急、慢性泄泻，用之皆有特效。

其他疗法

（一）灸法

基本处方：神阙，天枢，关元，足三里。

操作方法：神阙穴先用盐填平，再用隔姜或附子饼灸；余穴用温和灸，每穴灸 20 分钟，每日 1 次。

（二）耳针疗法

基本处方：大肠，小肠，腹，脾，神门，内分泌。

操作方法：每次选用 3~5 穴，毫针刺法，中等刺激，留针 20~30 分钟，留针期间行针 3 次。也可采用压丸法。

（三）埋线疗法

基本处方：天枢，关元，足三里，大肠俞。

辨证加减：食滞肠胃者配梁门；脾胃虚弱者配脾俞；肝郁乘脾者配肝俞、脾俞；命门火衰者配肾俞、命门。

操作方法：常规消毒，常规针刺，每 12~15 天 1 次，至症状消失为止。

（四）穴位贴敷疗法

基本处方：神阙。

操作方法：用五倍子适量，研成细末，用食醋调成膏状敷脐，每 2 日更换 1 次。

注意事项

1. 针灸治疗消化系统疾病具有广泛的作用，尤其是肠道疾病具有很好的调整功能，针灸仍对产后腹泻也有确实的疗效，值得临床推广运用。

2. 加强孕期保健，平时脾胃虚弱者及时调理，加强锻炼，增强体质。

3. 合理饮食，不可暴饮暴食，宜少食多餐，注意饮食卫生，适当加强营养，忌食辛辣油腻及生冷寒凉食物。

4. 调畅情志，保持乐观的情绪，切忌抑郁生气。

5. 艾灸对本病有着良好的作用，临床可重视艾灸的运用，可针灸并用提高疗效。

❧ 小结 ❧

产后泄泻也是产后常见疾病，在历代临床皆极为重视。因产后耗气伤血，精血津液俱伤，脏腑虚弱，若在产褥期发生了泄泻，往往对产妇造成较为严重的不良后果。此时发生泄泻，津液大量流失，以使已耗伤的精血难复，气血津液的亏损又会导致乳汁的化生障碍，引发少乳或缺乳；对腹泻严重，尤其水泻患者，若不能及时治疗，可发生液脱晕厥之证，因此产后泄泻被古医家称之为产后"三急"之一。所以本病一旦出现，需要引起重视，积极合理治疗。临床以健脾利湿，调肠止泻为基本治则，因其病位在肠，临床多以大肠的募穴、下合穴为主。

第八章
妇科杂病

第一节　阴痒

阴痒是指妇女外阴及阴道瘙痒，甚或痒痛难忍，坐卧不宁，称为"阴痒"，又称为"阴门瘙痒""阴蠚""阴虫"。本病首见于东晋葛洪所著的《肘后备急方》中，之后诸多医籍皆有相关的论述，各著作中对病因及治疗有了明确的记载，如《医宗金鉴》云："妇人阴痒，多因湿热生虫，甚则肢体倦怠，小便淋沥，宜用逍遥散、龙胆泻肝汤。"在针灸著作中也有非常确实的治疗经验，如早在第一部针灸专著已有治疗经验，《针灸甲乙经》中载："女子下苍汁，不禁赤沥，阴中痒痛，引小腹控眇，不可俯仰，下髎主之；女子少腹苦寒，阴痒及痛，经闭不通，中极主之。"

阴痒的发生主要与感染虫疾、忧思恼怒、房劳过度、久病体虚等因素有关。本病病位在阴部，本病与任脉、肝经密切相关。基本病机为肝经湿热下注或阴虚化燥生风。

本病与现代学中的外阴炎、外阴瘙痒症、阴道炎、外阴白斑、外阴营养不良等疾病相类似。

❀ 辨证分型 ❀

（一）肝经湿热型

患者因平时阴部不洁，或久居湿地，以致湿邪病毒侵入阴部，发为阴痒；或情志不畅，肝经郁热，木旺侮土，脾虚生湿，湿蕴化热，湿热互结，流注下焦，湿热浸淫阴部，而致阴痒。可见阴部瘙痒、灼热疼痛，带下量多色黄如脓、臭秽，心烦易怒，口苦咽干，目眩，小便黄赤，大便秘结。舌质红，苔黄腻，脉弦数。

（二）肝肾阴虚型

患者素体肝肾亏虚，或年老体衰，多产久乳，或大病久病，耗伤精血，以致肝肾阴虚。肝经循阴器而行，肾司二阴，肝肾阴虚、精血不足、外阴失养、化燥生风故阴痒。可见阴部干涩，奇痒难忍，或见皮肤变白、增厚或萎缩、皲裂。伴见头晕目眩，耳鸣，腰腿酸软，五心烦热，时有烘热汗出。舌质红，少苔，脉细数。

❧ 针刺治疗 ❧

基本治则： 清热利湿止痒为基本治则。

基本处方： 中极，蠡沟，三阴交，太冲。

辨证加减： ①肝经湿热型者配行间、下髎、曲骨；②肝肾阴虚型者配太溪、肾俞、肝俞；③带下量多配带脉；④阴部干涩者配然谷、照海；⑤瘙痒严重者配少府、曲骨；⑥气血不足者配足三里、气海。

操作方法： 中极针尖稍向下斜刺，使针感向前阴部放散；蠡沟穴针尖向下斜刺；三阴交、太冲常规刺。每日 1 次，每次留针 30 分钟，以捻转手法为主，施以泻法。每 10 分钟行针 1 次。

注释： 中极为任脉与足三阴之交会穴，是膀胱之募穴，其穴又处于小腹部，有理下焦、调经带的作用；足厥阴肝经环阴器，抵小腹，足厥阴络脉结于阴器，蠡沟为足厥阴肝经之络穴，能疏肝利胆清湿热而止痒，是临床治疗阴痒之特效穴；太冲为肝经之原穴，既能清肝经湿热，又能补肝肾之阴；三阴交为足之三阴交会穴，可调理脾、肝、肾三经之虚实。

❧ 其他疗法 ❧

（一）灸法

基本处方： 曲骨，八髎，阴廉，急脉。

操作方法： 用小艾炷直接灸，或用隔物灸，每穴灸 5~7 壮。或用艾条温和灸，每穴灸 5 分钟。每日或隔日 1 次，10 次为 1 个疗程。

（二）耳针疗法

处方： 外生殖器，卵巢，肝，脾，肾，神门，皮质下。

操作方法：每次选用 3~5 穴，毫针刺，用中等刺激，间歇行针，留针 20~30 分钟，留针期间行针 3 次。或用埋针或贴王不留行籽。

（三）埋线疗法

基本处方： 三焦俞，次髎，中极，关元。

辨证配穴： 肝经湿热型者配肝俞、太冲；肝肾阴虚型者配三阴交、太溪、肾俞。

操作方法： 常规消毒，常规操作，每 15 日 1 次，3 次为 1 个疗程。

注意事项

1. 针灸治疗本病疗效满意，但本病易反复发作，常需要坚持治疗，当症状消失之后应继续巩固数次。

2. 平时要注意阴部卫生，在经期禁止盆浴及阴道内用药，保持外阴清洁、干燥，勤换内裤，并用开水烫洗，宜在太阳下暴晒，内裤不宜穿用化纤之物，治疗期间应禁房事，少食辛辣之物。

3. 不宜局部乱用药，切忌刺激性大、有腐蚀性的药物。

4. 外阴瘙痒时切忌搔抓或用开水烫洗。

5. 应积极治疗全身慢性疾病，以消除诱发因素。

6. 平时注意房事有节，不可过劳，同房要注意卫生，必要时需要男女同时治疗。

小结

足厥阴肝经，循股阴，入毛中，环阴器，抵小腹，肝经与生殖密切联系，肝经湿热下注，熏灼阴器故见外阴瘙痒、肿痛、破溃之症状；肝肾阴虚、精血不足，不能温煦阴部，而见阴部瘙痒、萎缩、皲裂之症状。可见其病均与肝经有重要的关系，针灸治疗以肝经、任脉、足太阴经为主，常取用行间、太冲、蠡沟、中极、曲骨、三阴交、太溪、肝俞等穴，治则以清热利湿，佐以疏肝为用，一般泻法为主。然后再进一步明确具体证型，抓住带下的特点，根据带下量、色、质、气味的变化及全身情况进行综合分析，明确辨证，是肝肾阴虚还是肝经湿热型，肝肾阴虚者以滋养肝肾，祛风止痒为治则；肝经湿热者则以清肝泻热，利湿止痒为治则。

第二节　阴挺

阴挺是指妇女阴中有物下坠或脱出阴道口外，称为"阴挺"，又称为"阴挺下脱""阴菌""阴痔""阴颓"。因多发生于产后，故又称为"产肠不收"或"子肠不收"。本病最早记载见于隋朝时期《诸病源候论》中，称之为"阴挺下脱"。

本病病位在胞宫，与任、督、冲、带脉及脾、肾关系密切。基本病机则是由于中气不足或肾气亏虚冲任不固，带脉失约，无力系胞所致。阴挺的发生常与产伤未复、房劳多产、禀赋虚弱、年老多病等因素有关。

本病相当于西医学中的子宫脱垂。

辨证分型

（一）气虚型

患者素体虚弱，中气不足，复因分娩时用力太过，或产后过早持重或长期咳嗽、便秘、腹泻等，均可耗气伤中，以致中气下陷，升举固摄无权，系胞无力，而致阴挺。可见子宫下移或脱出阴道口外，劳则加剧。带下量多，色白，质稀，小腹下坠，面色少华，神疲乏力，少气懒言，小便频数。舌淡，苔薄白，脉细弱。

（二）肾虚型

患者禀赋不足，或房劳过度，或产育过多，或年老体弱，肾气亏虚，冲任不固，无力系胞而致阴挺。可见子宫下移或脱出阴道口外。小腹下坠，腰膝酸软，头晕耳鸣，小便频数或失禁。舌淡，苔薄，脉沉弱。

针刺治疗

基本治则：补气益肾，固摄胞宫为基本治则。

基本处方：百会，气海，归来，子宫。

辨证加减：气虚型者配足三里、脾俞；肾虚型者配太溪、肾俞。

操作方法：百会穴由后向前方向斜刺；气海、子宫、归来均在小腹部，针刺注意深度。本病非常适宜灸法，可针灸并用，也可以先针后灸或针灸交替运用。每日 1 次，每次 30~45 分钟，每 10 分钟行针 1 次，施以捻转补法。

注释：百会为督脉之气，位于巅顶，具有升阳举陷、固摄胞宫的作用；气海属于任脉，为元气所生之处，邻近胞宫，具有益气固本，升阳举陷的作用，用于一切真气不足，脏器虚惫，中气下陷之证；归来与子宫穴均处于小腹部，是临床治疗阴挺之经验效穴，具有直接疏调小腹部之气血的作用，归来为足阳明胃经之穴，足阳明气血充盛，具有温经固脱，补气升提的功效。

其他疗法

（一）灸法

基本处方：百会，神阙，气海，关元，曲骨，三阴交，足三里。

操作方法：每次选用 3~5 个穴，百会用艾条温和灸 10 分钟；神阙填盐后再隔附子饼灸 15~20 分钟；其余穴用麦粒灸或隔物灸（附子饼或姜），每穴灸 5~7 壮，隔日 1 次，10 次为 1 个疗程。

（二）耳针疗法

基本处方：肾，脾，子宫，内生殖器，皮质下，交感。

操作方法：每次选用 2~3 穴，毫针刺用弱刺激，留针 20 分钟，留针期间行针 2~3 次。或用埋针或贴王不留行籽。

（三）埋线疗法

基本处方：子宫，气海，关元，维道，中脘。

辨证加减：脾气虚者配足三里、脾俞、归来；肾气虚者配肾俞、太溪；湿热下注者配阴陵泉、中极。

操作方法：常规操作，每 15 日治疗 1 次，3 次为 1 个疗程。

（四）刺血疗法

基本处方：腰俞，阴陵泉。

操作方法：常规消毒，用一次性无菌注射针头点刺出血少许，然后加拔火罐 10 分钟，每周 2 次。常与其他方法配用。

（五）熏灸法

基本处方：会阴部。

操作方法：可用艾绒放于合适器具内，或用温热补气中药，熬制后趁热放入合适的器具，使患者做膝卧式进行熏灸，每日 1~2 次，每次 30 分钟。

（六）皮内针疗法

基本处方：关元，足三里。

操作方法：常规消毒，用特制针具在穴位处沿皮刺入 0.5~1 寸深，针柄用胶布固定。留针 2~3 日，5 次为 1 个疗程，每疗程休息 5 日。

❀ 注意事项 ❀

1. 针灸治疗阴挺疗效明显，一般主张针与灸并用，则明显提高临床疗效。

2. 孕前及孕期增强体质，加强锻炼，积极治疗各种慢性疾病，尤其引起腹压增高的疾病，如咳嗽、便秘等。

3. 避免多产及房劳，推广新法接生，避免产伤及滞产，若有产伤及时处理。

4. 产后注意饮食起居，适当增加营养，避免过早劳动。

5. 加强产后调护，对身体虚弱者应对症及早处理，以免发生本病。

6. 治疗期间，指导患者做肛提肌锻炼。不宜久蹲及从事担、提重物等用力性活动。

❀ 小结 ❀

本病病机总由正气虚而致，临床以补虚为主，因此补益气血、升提固脱是本病的基本治则。然后根据患者的具体临床表现，区别气虚、肾虚，分别以补之，气虚者重在益气升提，肾虚者重在补肾固涩。通过长期临床观察来看，艾灸对本病有着确实的作用，所以临床主张针灸并用治疗方法，不可忽视。无论选择何种方法治疗，皆需要坚持治疗，本病一般治疗疗程较长，务必注意，坚持一定时间治疗方能收到满意效果。

第三节　癥瘕

癥瘕是指妇女小腹内有结块，伴有或胀，或满，或痛，甚或出血者，称为"癥瘕"。又有"石瘕""血瘕"之称。其中结块坚硬，固定不移，推揉不散，痛有定处，病属血分，为"癥"；结块不坚，推之可移，痛无定处，病属气分，为"瘕"。由于气血关系密切，常因气聚日久而致血瘀成癥，临证时癥与瘕往往难以截然区分，因而在临床中多是"癥瘕"并称。本病在中医学中认识及早，早在中医圣典《黄帝内经》中《素问·骨空论》篇已有本病名之记载，之后诸多医籍对本病不断完善和总结，如明代时期张景岳所著的《景岳全书》中，已对本病之病因有了较为全面认识，《景岳全书·妇人规》曰："瘀血留滞作癥，惟妇人有之其证，则或由经期，或由产后，凡内伤生冷，或外伤风寒，或恚怒伤肝，气逆而血留，或忧思伤脾，气虚而血滞，或积劳积弱，气弱而不行，总由血动之时，余血未净，而一有所逆，则留滞日积，而渐成癥亦。"古医家在针灸治疗中也有诸多临床经验记载，如《类经图翼》中载："癥瘕：三焦俞、肾俞、中极、会阴。"《神应经》载："癥瘕：关元。"《神灸经纶》载："胃俞、脾俞、气海、天枢、行间、三焦俞、肾俞、子宫、子户、中极、会阴、复溜。"这些临床经验至今为针灸临床治疗起着重要的指导作用。

本病的发生机制为正气虚弱，脏腑失和，气血失调，气机阻滞，瘀血内停而致。临床以气滞、血瘀、痰湿、湿热为常见。

本病与西医学中的子宫肌瘤、卵巢囊肿、盆腔炎性包块、陈旧性宫外孕及子宫内膜异位症结节包块等相类似。

辨证分型

（一）气滞型

七情内伤，肝气郁结，气血运行不畅，阻于胞宫，滞于小腹，结块而成癥瘕。可见小腹有包块，积块不坚，推之可移，时聚时散，痛无定处。小腹胀满，胸闷不舒，精神抑郁，月经不调。舌暗红，苔薄润，脉沉弦。

（二）血瘀型

经期产后，血室正开，胞脉空虚，摄生不慎，外邪乘虚而入，或余血未尽，房事不节，邪与血相搏，凝滞成瘀；或恼怒伤肝，气滞血瘀；或忧思伤脾，气虚血滞，瘀血内停，积而成癥瘕。可见小腹有包块，积块坚硬，固定不移，疼痛拒按。面色晦暗，肌肤乏润，口干不欲饮，月经量多，色暗，夹有血块，甚则崩中漏下，或月经延后，量少，重则闭经。舌紫暗或有瘀点、瘀斑，脉沉涩。

（三）痰湿型

素体脾虚，或饮食不节，损伤脾胃，脾失健运，水湿内生，聚而成痰，痰湿下注，阻于冲任胞宫，痰血相结，积而成癥瘕。可见小腹有包块，按之不坚，或如囊性，固定不移。时有作痛，带下量多、色白、质黏腻，形体肥胖，胸脘满闷，泛恶欲呕，经期延后，甚则闭而不行。舌淡胖，苔白腻，脉沉滑或弦滑。

（四）湿热型

经期、产后胞脉空虚，或产时损伤，或产后护理不当，或产后余血未净，房事所伤，感染湿热毒邪乘虚内犯与气血相搏，结于胞脉，而成癥瘕。可见少腹有包块，多有小腹及腰骶部疼痛而胀，带下量多，色黄臭秽，多伴有经期延长，量多，经期腹痛加重，溺黄。舌红，苔黄腻，脉弦滑数。

针刺治疗

基本治则：本病以活血化瘀，散结消癥为主，佐以行气化痰，兼调寒热。

基本处方：中极，子宫，归来，三阴交，血海。

辨证配穴：气滞型者配气海、足三里、气穴；血瘀型者配太冲、合谷、膈俞；痰湿型者配阴陵泉、丰隆、中脘；湿热型者配内庭、曲池、曲骨。

操作方法：中极、子宫、归来均处于小腹部，针刺应注意深度，在针刺前先排净膀胱，针尖稍向下斜刺，并适宜加用灸法，可以针灸并用，或先针后灸；三阴交、血海常规刺。每日1次，或隔日1次，每次留针30~45分钟，每10分钟行针1次。每10次为1个疗程，每疗程间隔

3~5 日。

注释：中极、子宫、归来均在病患处周围，具有直接疏调小腹部之气血的作用，中极为任脉与足之三阴之交会，具有调理冲任、通利下焦的作用。子宫为妇科疾病之特效穴，也是本病之效验穴。归来具有活血化瘀，温通经脉的作用，三穴同用具有通利下焦，散瘀消结的功效；三阴交是脾、肝、肾三经之交会，具有健脾、疏肝、补肾的作用，是历代妇科之要穴；血海为血脉之海，具有行血化瘀之效。

其他疗法

（一）灸法

基本处方：中极，关元，归来，子宫，八髎，血海，地机。

操作方法：施以温和灸，每次选用 3~5 穴，每穴灸 20~30 分钟，隔日 1 次，15 次为个疗程，每个疗程间休息 5 天。

（二）耳针疗法

基本处方：子宫，皮质下，卵巢，内分泌。

操作方法：常规消毒，用毫针斜刺或平刺，每日 1 次，每次留针 20 分钟，留针期间行针 2~3 次，15 次为 1 个疗程，每个疗程间休息 5 日。或用王不留行籽贴压。

（三）腹针疗法

基本处方：引气归元（中脘、下脘、气海、关元），外陵（双），四满（双），水道（双）。

操作方法：用 0.28mm×40mm 的毫针套管迅速刺入皮下，每日 1 次，每次留针 40 分钟。每 10 次为 1 个疗程，一般需要几个疗程的坚持治疗，在月经期间休息。

（四）埋线疗法

基本处方：子宫，归来，中极，气海，三阴交，血海，丰隆，八髎，太冲。

操作方法：常规消毒，常规操作，每次选用 5 穴，交替用穴，每 10 日治疗 1 次，连续治疗 5 次为 1 个疗程。

（五）火针疗法

基本处方：中极，归来，子宫，水道，痞根。

辨证加减：①气滞血瘀型者配太冲、血海；②痰湿型者配阴陵泉、中脘、丰隆；③实热型者配曲池、血海、行间。

操作方法：常规消毒，用细火针，诸穴针刺 0.3~0.5 寸，每周 2~3 次。

注意事项

1. 针灸治疗本病具有极佳的临床疗效，尤其早期治疗能做到较快的治愈，对于病程较长、包块较大的患者，见效缓慢，具有缓解或控制病情的作用，积极推广针灸治疗本病具有很强的现实意义，可使许多患者免除手术治疗。

2. 本病治疗需要一定的时间，非几日可解决，因此坚持持续治疗是获得疗效的关键。

3. 调畅情志是本病一个不可忽视的问题，保持心情舒畅切忌抑郁生气。

4. 积极治疗各种妇科疾病，定期检查身体，以利早期发现、早诊断、早治疗。

5. 起居有常，饮食有节，劳逸适度，生活规律。

6. 注意经期、产后卫生，房事有节，在经期及产后注意调摄，忌食生冷、盆浴，余血未净之际忌房事，避免感受寒湿或热毒之邪。

小结

现代社会发展迅速，日新月异，快节奏的生活使人们长期处于紧张状态，压力在增大，不合理的生活起居在蔓延，这些因素正是导致本病发生的重要原因，因此本病处于有增无减的发展状态，临床应对本病应引起高度重视，积极采取预防，尽可能早期发现、早期诊断、早期治疗，是获取疗效的关键。

通过针灸长期临床来看，针灸治疗本病有确实的疗效，但近几年针灸临床在本病中就诊率很低，实属可惜，加大针灸临床宣传，对本病的治疗有重要价值。针灸临床用穴以局部选穴与远端用穴相结合的方式最为有效，局部用穴以改善局部气血运行，远端用穴消除气滞、血瘀、痰凝，以达软坚散结。多主张艾灸与针刺结合运用。操作方法是补泻法并用，以疏通经络，培补正气，扶正祛邪。

第四节　不孕症

不孕症是指女子在生育年龄，夫妇同居 2 年以上，男方生殖功能正常，有正常的性生活，未避孕而未受孕；或曾孕育过，未避孕又间隔 2 年以上未再受孕者，称为"不孕症"。前者称为"原发性不孕"古代又称"全不产""无子"；后者称为"继发性不孕"，古人又称为"断绪"。古医家无论在中药方面还是针灸方面皆积累了大量的临床经验，尤其针灸治疗方面留下了诸多的治疗方法，凡在历史上有影响的针灸医籍皆有本病的治疗记载，如《针灸甲乙经》载："绝子，灸脐中，令有子……女子绝子，衃血在内不下，关元主之。"《针灸大成》云："绝子：商丘、中极。"《针灸大全》言："女人子宫久冷，不受胎孕：照海二穴，中极一穴，三阴交二穴，子宫二穴。"《针灸资生经》有"次髎、涌泉、商丘，治绝子"的经验。可见针灸治疗不孕症确实为良好的方法，值得临床推广运用。

不孕症的发生常与先天禀赋不足、房事不节、反复流产、久病大病、情志失调、饮食及外伤等因素有关。本病病位在胞宫，与任、冲二脉及肾、肝、脾关系密切。基本病机为肾气不足，冲任气血失调。

本病相当于西医学中的子宫类疾病（先天子宫畸形、子宫发育不良、子宫肌瘤）、输卵管疾病（输卵管发育不良、输卵管堵塞）、生殖器结核、卵巢疾病（性腺发育不全、多囊卵巢综合征、卵巢肿瘤、卵巢功能早衰、黄体功能不全）、下丘脑－垂体－卵巢轴功能失调（闭经、排卵障碍、闭经泌乳综合征）、免疫等原因所致的不孕。可见本病极为复杂，针灸治疗仅能对某些原因而致的不孕有效，对一些先天性疾病或生殖缺陷类疾病非针灸所能，古代医学早就对此有明确指出，早在万全《广嗣纪要·择配篇》言"五不女"（即螺、纹、鼓、角、脉五种）非能治。此类疾病就指的女性先天性生理缺陷和畸形不孕，除了"脉"外皆不能用针灸或药物治疗。

辨证分型

（一）肾虚型

患者多因禀赋不足，肾气不充，或早婚、房事不节，耗伤精血，或大病久病均可伤肾。肾阳虚则命门火衰，不能温煦胞宫，致胞宫虚冷；肾阴虚则天癸乏源，冲任虚衰，胞脉失养，或阴虚生内热，热扰冲任血海，均使胞宫不能摄精成孕。临床可见婚久不孕，月经不调，经量时多时少，头晕耳鸣，腰膝酸软，或畏寒腹冷，性欲冷漠，小便清长，大便稀溏。舌质淡，苔白，脉沉细；或五心烦热，失眠，盗汗。舌质红，苔少，脉细数。

（二）肝郁型

患者因忧思恼怒，情志不畅，肝气郁结，疏泄失常，气血不和，冲任不相资，以致不能摄精成孕。可见婚后不孕，经期先后不定，量或多或少，色暗，有小血块。经前、经期乳房、小腹胀痛，精神抑郁，善叹息，或烦躁不安。舌质暗红，苔薄白，脉弦。

（三）痰湿型

患者素体肥胖，或恣食膏粱厚味，躯脂满溢，阻滞气机，闭塞胞宫；或饮食不节，脾失健运，痰湿内生，痰湿壅阻胞宫不能摄精成孕。可见婚后不孕，形体臃肿，经行后期，量少，甚或经闭，带下量多，质黏稠。面色㿠白，头晕心悸，胸闷泛恶。苔白腻，脉滑。

（四）血瘀型

经期或产后余血未净之时，感受寒邪，或不禁房事，邪入胞宫，与血相结，瘀阻胞脉，两精不能结合，以致不能摄精成孕。婚久不孕，月经后期，量少，色紫黑，有血块，常伴痛经，块下痛减。平时可有少腹作痛、拒按。舌质紫暗或舌边有瘀点或瘀斑，脉细弦。

针刺治疗

基本治则：调理冲任，益肾助孕为基本治则。

治疗处方：关元，大赫，三阴交，太溪，肾俞。

辨证加减：①肾阴虚配复溜、照海；②肾阳虚配命门、神阙；③肝郁型者配太冲、期门；④痰湿型者配中脘、丰隆；⑤血瘀型者配血海、归来、子宫；⑥气血不足者配足三里、气海、脾俞；⑦宫寒者配命门、神阙、子宫。

操作方法：诸穴常规刺，关元、大赫在小腹部，应注意其针刺深度，并适宜加用灸法，可温针灸，也可以针刺后加用艾灸。每日1次，或隔日1次，每次30~45分钟，每10分钟行针1次，根据虚实施以补泻。每7~10次为1个疗程，每个疗程休息3~5日。

注释：肾藏精主生殖，肾气旺盛，精血充足，冲任调和，乃能摄精成子。关元为任脉与足之三阴之交会，为元气所聚所藏之处，并位近胞宫，功善培补元气，温肾壮阳；大赫为足少阴脉气所发，并与冲脉相交会，内应胞宫精室，是下焦元阳升发之处，水中之火，助阳生热，功善温阳散寒、调理冲任；三阴交也是足之三阴之交会，既能滋补肝、脾、肾之阴血，又能温肾通阳而达培肾固本、温补元气的作用。关元、大赫、三阴交三穴同用能有效地做到理下焦、通冲任、培元气的功能，是治疗不孕症的特效组合。太溪为肾之原穴，肾俞为肾之背俞穴，二穴同用，补益肾气，以治其本。

其他疗法

（一）灸法

基本处方：神阙，关元，胞门，子户，三阴交。

辨证加减：①肾虚型配肾俞、太溪；②肝郁型配太冲、中极；③痰湿型配中脘、丰隆；④血瘀型配膈俞、血海。

操作方法：神阙穴用食盐填满脐窝，再上置枣核大小艾炷施灸，一般灸3~5壮，余穴每穴灸15~20分钟，每日1次，7次为1个疗程；或用隔姜灸、隔附子饼灸，艾炷如枣核大，每穴5~7壮，隔日1次，15次为1个疗程，每疗程休息5天。胞门、子户为经外奇穴，在关元穴左右旁开2寸，左为胞门，右为子户。

（二）耳针疗法

处方：子宫，肾，内生殖器，内分泌，皮质下。

操作方法：每次选用 2~4 穴，或两耳交替。毫针刺法在月经期第 12 天开始，连续 3 次，中等刺激，留针 30~50 分钟，留针期间行针 3~5 次。或用埋针或贴王不留行籽。

（三）腹针疗法

基本处方：引气归元（中脘，下脘，气海，关元），中极，气穴（双），大赫（双）。

操作方法：常规消毒，常规操作，用 0.30×40mm 的毫针套管迅速刺入皮下，每日 1 次，每次留针 30 分钟，10 次为个疗程，每疗程间休息 5~7 日。

（四）埋线疗法

基本处方：关元，子宫，三阴交，血海，膈俞。

操作方法：常规操作，每 15 日为 1 次，连用 3 次为 1 个疗程，每疗程间隔 20 天。

（五）火针疗法

基本处方：关元，大赫，三阴交，肾俞。

辨证加减：①肾虚型者配太溪、命门；②肝郁型者配太冲、血海、归来；③痰湿型者配中脘、丰隆、阴陵泉；④气血不足型者配气海、足三里、脾俞；⑤宫寒者配子宫、腰阳关、八髎。

操作方法：常规消毒，用细火针，腹部穴位深度为 0.3~0.5 寸，余穴针刺 0.2~0.3 寸。

（六）刺血治疗

基本处方：内踝至三阴交瘀络，腰俞。

操作方法：常规消毒，于内踝至三阴交处找瘀络点刺放血，然后于腰俞穴处点刺放血，加拔火罐 5~10 分钟，每周 2 次，一般需要 5 次以上的治疗。

（七）拔罐疗法

基本处方：

方一：气海，关元，归来，命门，中极，三阴交，天枢，带脉。

方二：背部俞穴及督脉诸穴

操作方法：两方交替用之，用火罐施术于上述穴位，每日 1 次，每次留罐 10~15 分钟，10 次为 1 个疗程，每疗程间休息 3~5 日。

注意事项

1. 不孕症的原因复杂，针灸治疗某些原因而导致的不孕症具有非常好的疗效，而对先天性生理缺陷和畸形不孕非针灸所能，因此治疗前明确病因诊断至关重要。

2. 在治疗不孕症前先要排除男方所致的不育症，这点务必明确。

3. 注意情志调节，保持良好的心态，切忌抑郁生气，尤其当婚后而久不孕者，调畅情志十分重要，放松心情，减少心理负担，充满治疗信心，正确对待。

4. 注意经期、产后卫生，预防感染性传播疾病，及时治疗各种妇科疾病。

5. 加强运动，增强体质，劳逸适度，起居有常，积极治疗劳伤痼疾。

6. 掌握正确的性生活，对特殊情况下要掌握一定的性知识和技巧，注意性生活适度，房事有节。

7. 要避免人工堕胎、药物流产等情况。

8. 本病的治疗要掌握适宜的时机，根据患者的病情需求，选择于经前或经后适宜的时间治疗，具有事半功倍的作用。本病一般需要较长时间的治疗，因此要患者能够密切配合，坚持治疗。

小结

不孕症是众多疾病而表现出的一个临床症状，其原因非常复杂，本病的治疗与病因明确有重要的关系。简单的归结为两个方面：一是属于先天性生理缺陷，也就是中医所言的螺、纹、鼓、角、脉等五种，古人已经明确了这类女子没有生育能力，所以称之为"五不女"。这些所言之的问题就是"脉"可以用针灸或药物治疗，其余四种情况非针灸治疗所能解决；二是属于后天的病理变化，主要由于肾气不足，或冲任气血失调所致。孕育有赖于肾气的旺盛，正如《素问·上古天真论》言："女子七岁，肾气盛，齿更发长；二七天癸至，任脉通，太冲脉盛，月事以时下，故有子……"由此可见，不孕症重点在肾，"肾气盛"是受孕的根本条件，因而临床治疗应以调肾为主，真阴充足，任脉通，太冲脉盛，月事以时下之后，精血充足才能摄精成孕，只有氤氲之气健旺，才有生身之机，常言"寒水之地不生草木，重阴之渊不长鱼龙"，正如《灵枢·决气篇》言："两神相搏，合而成形。"注重阳气（即生发之气）是治疗不孕症的关键。

在不孕症的治疗中不仅要重视调肾，还要注重"经、带"的问题，凡有经带异常的问题先要调理，在不孕症中患者往往伴有月经不调的问题，正如医家陈修园说："妇人无子，皆经水不调。"又言："种子之法，却在调经之中。"这确为中肯之言，治疗不孕要先调经，月经正常，自然容易受孕，正如古医家丹溪云："求子之道，莫如调经。"

第五节　脏躁

脏躁是指妇人精神抑郁，情志烦乱，哭笑无常，呵欠频作者，称为"脏躁"。"脏"是指心、肝、脾、肺、肾五脏；"躁"即指躁扰不宁。躁扰不宁乃脏阴不足使然，所以称之为"脏躁"。本病记载首见于张仲景的《金匮要略》中，《金匮要略·妇人杂病》篇曰："妇人脏躁，喜悲伤欲哭，象如神灵所作，数欠伸，甘麦大枣汤主之。"

本病多因素体虚弱，忧愁思虑，积久伤心，则神无所依或劳倦伤脾，精血化源不足，心失所养，神无所归，而致脏躁。本病病位在心，与肾、脾、肝关系密切。

本病与西医学中的癔病相类似。

❧ 辨证分型 ❧

（一）心血不足型

患者因忧愁思虑，积久伤心，则神无所依或劳倦伤脾精血化源不足，心失所养，神无所归，则发脏躁。患者可见精神不振，神志恍惚，或心烦意乱，悲伤欲哭，失眠健忘，频作呵欠，舌淡苔薄，脉细弱。

（二）心肾不交型

患者因久病伤阴，或经产失血过多，阴血不足，心肾失养，或房劳伤肾，或年老肾虚，精血两亏，心肾水火不及，心火独亢而扰动心神，而致脏躁。可见头晕耳鸣，腰膝酸软，心悸不安，哭笑无常，呵欠频作，手足心热或手热足冷，口干，便结溲黄。舌红少苔，脉弦细数。

针刺治疗

基本治则：以滋养心脾为主。

治疗处方：神门，内关，膻中，百会。

辨证加减：①心血不足型者配心俞、脾俞、足三里；②心肾不交型者配心俞、肾俞、三阴交。

操作方法：诸穴常规刺。每日 1 次或隔日 1 次，每次留针 30 分钟，施以中等刺激强度手法。

注释：心为君主之官，神明出焉，心主神明，神门为心之原穴，故取之能宁心安神；内关为心包之络穴，与气之会膻中合用，可疏理气机，宽胸解郁；脑为元神之府，督脉入脑，用百会有调神解郁、安神镇静的作用。

其他疗法

（一）灸法

基本处方：合谷，太冲，膻中，心俞。

辨证加减：①心血不足型者配脾俞、足三里；②心肾不交型者配肾俞、三阴交。

操作方法：可行温和灸，每次选用 3~5 穴，每穴 15 分钟，每日 1 次；或隔物灸，每次选用 3~5 穴，每穴灸 10 壮，隔日 1 灸，10 次为 1 个疗程；也可以温针灸，每穴灸 5 壮，每日 1 次。

（二）耳针疗法

基本处方：心，肝，内分泌，神门，脑点。

操作方法：毫针浅刺，用强刺激手法，留针 20 分钟，或用王不留行籽贴压。

（三）腹针疗法

基本处方：天地针（中脘，关元），上脘，阴都（双），太乙（双），天枢（双）。

操作方法：常规消毒，常规操作，用 0.30×40mm 的毫针套管迅速刺入皮下，每日 1 次，每次留针 30~40 分钟，10 次为个疗程，每疗程间休息 5~7 日。

（四）埋线疗法

基本处方：肝俞，心俞，神门，内关。

辨证加减：心血不足者加脾俞、足三里；心肾不交加肾俞、三阴交。

操作方法：常规消毒，常规操作，每 15 日治疗 1 次，连续治疗 3~5 次为 1 个疗程，每疗程间休息 1 周。

❧ 注意事项 ❧

1. 调畅心情是预防本病的关键，保持乐观的心情，切忌抑郁生气，避免不良的精神刺激，尤其在经期、妊娠期、产后及更年期时更应注意。

2. 针灸治疗本病疗效较好，但是在治疗时应配合患者心理疏导，辅以心理治疗，加强与患者的交流沟通，注重治神的调理。

3. 做到起居有常，饮食有节，生活规律，加强锻炼，平素适当服用滋阴润燥之品，少食或不食辛辣之品以免灼伤阴液。多参与有意义的文体活动，做到身心健康。

❧ 小结 ❧

本病的发生与女性的生理特点有重要的关系，女性因有月经、经过妊娠、产后、哺乳、绝经等几个特殊时期，在这些特殊时期很容易发生心理改变，情绪波动大，而致五志的失调；再因这几个时期伤血耗阴，致使精血亏虚，五脏失养，五志之火内动，上扰心神而致本病的发生。因此平时注意调摄极为重要，保持快乐的心情，避免精神刺激，尤其在女性这几个特殊时期，加强日常生活及相应时段护理十分关键。

本病的治疗以养心安神、滋阴润燥为主要治则，因此针灸临床多从心、肾二经用穴。

第九章
乳腺病

第一节　乳癖

乳癖是指妇女乳房部常见的慢性良性肿块，以乳房肿块和胀痛为主症，与月经周期、情绪变化有明显关系，称之为"乳癖"。又称"乳痰""乳核""乳痞""奶癖""乳粟"等。常见于中青年妇女，发病率甚高，占乳房疾病的75%左右，是临床上最常见的乳房疾病。本病在中医学中记述较早，早在隋代巢元方的《诸病源候论》中就有相关记载，到了北宋《圣济总录》一书中已有了较为完善的论述。

乳癖的发生常与情志内伤、忧思恼怒等因素有关。本病病位在乳房，足阳明胃经过乳房，足厥阴肝经至乳下，足太阴脾行乳外，故本病与胃、肝、脾三经关系密切。基本病机是气滞痰凝乳络，冲任失调。

本病与西医学中的乳腺小叶增生、乳房囊性增生、乳房纤维腺瘤等疾病相类似。

❧ 辨证分型 ❧

（一）肝郁气滞型

患者平素抑郁，或在经期前后及经期恼怒郁闷，情志失畅，致使肝气郁结，气机不利，乳络瘀滞而致。可于乳房触及肿块，经前乳头、乳房胀痛，每因情志不畅而加重，善叹息，心烦口苦，常兼有急躁易怒，两胁胀满，月经不调，小腹胀痛，色紫暗有块，经后缓解或消失。舌质紫暗，苔薄白，脉沉弦。

（二）气滞痰凝型

多因肝气不舒日久，血运受阻，气血瘀滞，日久化瘀，留聚于乳，或为中虚不运，痰浊内生，凝结乳络而致本病。可见乳房肿块坚实，胸闷不舒，常伴恶心欲呕，头重身重。舌淡苔白腻，脉弦滑。

（三）冲任失调型

多因冲任二脉调蓄人体脏腑经络气血功能失常，引起阴阳失衡或气机不畅，因冲任盈亏不能濡养乳房故而致本病，本型多见于绝经期妇女。于月经前可见乳房肿块胀痛明显，经后缓解，伴神疲倦怠，腰酸乏力，经血量少、色淡，舌淡苔白，脉沉细。

针刺治疗

基本治则：化痰散结，调理冲任。

基本处方：膻中，乳根，期门，足三里，天宗。

辨证加减：肝郁气滞者配合谷、太冲；气滞痰凝者配中脘、丰隆；冲任失调者配三阴交、血海。

操作方法：膻中穴向患侧的乳房平刺或斜刺；乳根向乳房的基底部平刺；期门向外侧平刺；足三里常规刺；天宗可以刺血加拔罐，或常规毫针刺。于月经前5~7天开始针刺，至月经来潮，一般治疗3个月经周期。每日1次，每次留针30~40分钟，每10分钟行针1次。

注释：膻中为八会之气会，期门为肝经之募穴，二穴均近于乳房，用之二穴不仅有疏肝理气之效，而且还能直接通调乳房之瘀滞的作用；足阳明多气多血，其足阳明经的循行与乳房关系最为密切，"从缺盆下乳内廉"，故取足阳明胃经之乳根与足三里用之，以调和阳明之气血，疏通乳络；天宗穴位于背部，与乳房前后对应，为乳房的一个反应点，用之能散结化瘀消癖之效，尤其刺血拔罐更有佳效。

其他疗法

（一）灸法

基本处方：天宗，库房，乳根，膻中。

辨证加减：肝郁气滞者配太冲、肩井；痰湿阻滞者配丰隆、中脘；冲任失调者配关元、三阴交。

操作方法：可行温和灸，每穴灸 20~30 分钟，每日 1 次，10 次为 1 个疗程，每疗程间可休息 3~5 天。

（二）耳针疗法

处方：内分泌，乳腺，神门。

操作方法：单侧有病者双耳交替用穴，双侧同病者，两耳同时用针。行中度刺激，留针 40 分钟，每日 1 次，20 次为 1 个疗程，或用耳穴贴压法。

（三）腹针疗法

基本处方：引气归元（中脘，下脘，气海，关元），滑肉门（双），天枢（双），上风湿点（患侧）。

操作方法：常规消毒，常规操作，用 0.30mm × 40mm 的毫针套管迅速刺入皮下，每日 1 次，每次留针 30 分钟，10 次为个疗程，每疗程间休息 5~7 日。

（四）埋线疗法

基本处方：

肝郁气滞型：肝俞，屋翳，膻中，太冲，期门，内关。

痰湿阻滞型：中脘，丰隆，足三里，膻中，脾俞，阴陵泉。

冲任失调型：气海，关元，三阴交，肾俞，太溪，肝俞。

操作方法：常规消毒，每 12~15 天治疗 1 次，连用 3 次为 1 个疗程，每疗程间隔 7~10 天。

（五）梅花针

处方：夹脊穴（胸 3-5），中府，天池，膺窗。

操作方法：夹脊穴叩刺宜重，至皮肤微微渗血为止，胸部穴位叩至潮红为止，每日或隔日 1 次，10 次为 1 个疗程。

（六）刺血疗法

基本处方：曲泽，足三里。

操作方法：选择患侧的曲泽和患侧的足三里穴周围的瘀络点刺放血，

根据出血量的多少决定针刺时间，一般需要 3~5 次的刺血治疗。

✎ 注意事项 ✎

1. 针灸治疗本病疗效极为确实，具有见效快，治愈率高的特点，是针灸治疗的适宜病种，值得临床进一步研究与大力推广。

2. 本病与情志关系密切，所以平时应调畅情志，保持心情舒畅，尤其在月经前后及经期，切忌抑郁生气，是预防本病的关键。

3. 针刺治疗本病时，局部肿块较硬，对持续不消者，可加强局部围刺用针，或加用局部灸法，则能有效地调高疗效。

4. 注意平时穿的内衣不可过紧、过厚，一定保持内衣宽松，夜间睡眠时最好不宜穿戴相关内衣，要保证乳房气血畅通。

5. 平时少食辛辣之物，尤其月经前后及经期应禁食辛辣。更年期的女性饮食要合理调摄，适当加强营养，并加强心理沟通。

6. 乳腺增生患者多伴有妇科疾病，二者之间相互影响，所以应及时治疗各种妇科疾病也是有效减少乳癖发生的一个重要原因。

✎ 小结 ✎

乳癖是妇科常见疾病，是乳房中的最高发病种，通过西医学统计研究发现，约占乳房良性肿瘤的 70%~80%。本病的发生与情志因素关系最为密切，由于当今社会发展快速，生活节奏紧张，社会压力增大，所以本病发病率越来越高，而西医学中尚缺乏对本病的优势方法治疗，所以找到治疗本病的合适方法有重要意义，针刺对本病确有良好的作用，既能迅速改善症状，也能有效达到治愈目的，是值得大力推广优势之法。

本病是乳腺组织的非炎症、非肿瘤的良性增生性疾病，所以预后较好，消除患者的恐惧心理对治疗十分关键。在治疗时首先调畅患者的心情十分重要，因为本病与抑郁生气有直接的作用，所以先与患者正确的沟通，减轻心理压力，解除不良情绪；二是选择合适的治疗时机对本病也有直接的影响，通过长期的临床观察，本病在月经期前 1 周左右（感觉乳房胀痛开始时）施以治疗有事半功倍之效，到月经来潮前停止治疗，不可忽视，这就是中医中所言的"因时制宜"的原则；治疗上以调肝脾、化痰祛瘀、调和气血为主要的原则，针灸以取足阳明、足厥阴、任脉穴位为主。临床取穴又分为 3 部分，一是乳房局部之穴，直接在患处，尤其肿块坚硬不消者，局部取穴非常重要，尤其结合火针直接刺。二是乳房临近的穴位，如膻中、乳根、屋翳、膺窗、期门、肩井等。三是远道取穴，如足三里、太冲、合谷、少泽、内关、足临泣等穴。

第二节　乳痈

乳痈是指以乳房结块肿痛、乳汁排出不畅，以致结脓成痈为主症的乳房疾病。一般多发生于产后 3~4 周的哺乳期妇女，尤以初产妇为多见，故又称"产后乳痈"。还有"吹乳""妒乳""乳毒""乳疯"等称谓。

古代临床根据发病时间和病因的不同又分为 3 类：一是外吹乳痈，主要是在哺乳期因乳汁蓄积而发病，一般发生于产后；二是内吹乳痈，主要是因胎气旺盛而上冲所致，一般发生于妊娠期；三是非哺乳期乳痈，主要是因肝经瘀滞与阳明壅热互结，使乳络阻塞壅积而成。临床中主要以外吹乳痈最为多见。

本病在古代针灸学中积累了丰富的经验，所存的古代针灸文献中有相当多的医家之经验记载。如《针灸甲乙经》载"乳痈，凄索寒热，痛不可按，乳根主之。乳痈有热，三里主之"，《备急千金要方》有"神封、膺窗，主乳痈、寒热、短气卧不安"，《针灸资生经》中有"膺窗、临泣（足）、神封、乳根、足三里、下巨虚、天溪、侠溪，均治乳痈"，《神应经》载"乳痈：下廉、三里、侠溪、鱼际、委中、少泽"，《针灸大成》载"乳痈：膻中、大陵、委中、少泽、俞府"。均是古医家针灸治疗之经验，至今仍是针灸临床治疗中的重要指导思想。

乳痈的发生常与乳头皮肤破裂、外邪火毒入侵，或忧思恼怒、恣食厚味等因素有关。本病病位在乳房，足阳明胃经过乳房，足厥阴肝经至乳下，故本病主要与肝、胃两经关系密切。基本病机是胃热肝郁，火毒凝结。

本病相当于西医学中的急性乳腺炎。

辨证分型

（一）气滞热痛型（郁乳期）

突然出现乳房胀痛，或出现结块，局部皮肤发红，乳汁排出不畅，常伴有恶寒发热，全身不适等症状。舌红苔黄，脉浮数或弦数。

（二）火毒炽盛型（成脓期）

乳房胀痛剧烈，肿块增大，皮肤焮红灼热，触痛明显，痛如刀割。舌红，苔黄腻，脉洪数或滑数。

（三）正虚邪恋（溃脓期）

肿块渐软，有应指感，或出现破溃及乳头有脓汁排出，当脓肿破溃后脓流不畅、肿势和疼痛不减，创口经久不愈，亦可再现高热，形成"传囊乳痈"。常伴周身乏力，面色少华。舌质淡，苔白，脉沉弱无力。

针刺治疗

基本治则：清热解毒，散结消痈为基本治则。

治疗处方：膻中，期门，肩井，梁丘，内关。

辨证加减：①气滞热壅型者配太冲；②火毒炽盛型者配内庭、大椎；③正虚邪恋型者配足三里、三阴交；④乳汁壅胀，发病的早期（乳汁壅胀）配少泽；⑤乳房胀痛剧烈者配肝俞、天宗；⑥高热者配曲池。

操作方法：膻中向患侧乳房斜刺；期门沿肋间隙向外斜刺或刺向乳房，注意针刺深度；肩井应向前或后下方斜刺，注意针刺深度。在急性发热期可刺血加拔火罐；梁丘常规刺；内关针尖斜向上方。一般每日1次，病情较重者可每日2次。每次留针30分钟，留针期间每10分钟行针1次。

注释：膻中为八会之气会，其穴又在乳房之间，既能调理经络之瘀滞，又能直接疏调乳房之瘀滞，与手厥阴心包经之络穴内关合用，具有良好的宽胸理气的作用；期门为肝经之募穴，疏通肝郁作用强大；肩井为足少阳胆经、手少阳三焦经、足阳明胃经、阳维脉之交会穴，用之有疏肝解郁，清泻胃经之瘀热的作用，尤其点刺放血作用更明显；梁丘为足阳明经之郄穴，足阳明胃经过乳房，郄穴善治急证，用之则能清解阳明之瘀热，通经止痛的作用。

其他疗法

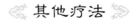

（一）灸法

处方：阿是穴，膺窗，乳根，肩井。

操作方法：用葱白或紫皮大蒜捣烂敷患处，或切成 1 分厚的片置于肿块上，放蚕豆大艾炷灸之，直至局部红晕，乳汁外溢为度。如局部灼热不能忍受时，可将蒜片提起或轻轻移动后再放回原处灸治。亦可用艾条灸 10~20 分钟，每日 1~2 次。或用艾条熏灸膺窗、乳根、肩井穴，每穴 5~10 分钟。

（二）耳针疗法

基本处方：乳腺，内分泌，脑垂体，胸。

操作方法：常规毫针刺入，捻转数分钟后，留针 20~30 分钟，留针期间行针 2~3 次，施以中等刺激，每日 1 次。

（三）挑治疗法

在肩胛骨下部或脊柱两旁找压之不褪色的瘀点，然后用一次性刺血针头挑破，使之出血少许即可。若不能找到反应点，即可在患侧的膏肓穴上 2 横指处挑治。

（四）刺血疗法

基本处方：大椎，肩井，天宗，阿是点。

操作方法：可根据患者的病情及出血量选择用穴，每次可选用 2~3 穴，或上述穴位均取用。点刺放血，然后加拔火罐，每日或隔日 1 次。

（五）皮肤针

处方：阿是穴。

操作方法：常规消毒，用一次性皮肤针叩打局部，由肿块边缘旋转向中心叩打，反复叩打皮肤微出血为止，每日 1 次。

❧ 注意事项 ❧

1.针灸治疗本病则有肯定的疗效，尤对初期未化脓者疗效最好，此时最宜结合刺血治疗。对乳痈初期，可最好配合局部按摩、热敷等方法来处理，以提高疗效。对已化脓者可配合火针或局部隔蒜灸一同处理，以提高临床疗效。

2.哺乳期妇女应保持乳头清洁，及时治疗乳头皲裂，并注意避免挤压乳房，定时哺乳，养成良好的哺乳习惯，每次哺乳应先吸净一侧乳房后再换另一侧，再次哺乳时应先吸未吸净的乳房。断乳时应先逐渐减少排乳次数和时间，再逐渐断乳。

3. 饮食宜清淡，忌辛辣油腻之品。保持心情舒畅，避免抑郁生气、情绪激动。

❧ 小结 ❧

本病是产后哺乳期常见疾病，因哺乳期是一个特殊时期，用药则会影响哺乳，因此选择绿色疗法的针灸治疗具有这方面的优势性，且针刺治疗具有确实的疗效，是临床值得推广的一个优势方法。

本病临床症状主要表现为乳房的红、肿、热、痛，患处出现硬结，拒按，伴有寒战、高热。随着病情的发展则会于局部出现波动感则脓成于内，所以本病以热证、实证为主。在治疗时以清热泻火，通经活络，散瘀破结为基本治则。乳体属胃，胃经过乳房，乳头属肝，肝经行于乳下，脾经行于乳房外侧，因此临床针灸治疗主要以足阳明胃经、足厥阴肝经及足太阴脾经的穴位为主。在发病初期以肩井、少泽为主穴，二穴是治疗本病初期的特效穴，尤其是肩井穴对本病极为重要，本穴为手足少阳、足阳明、阴维脉之交会穴，用之有通经活络，散瘀破结的作用。临床最常用的穴位是肩井、膻中、梁丘，其次是乳根、内关、太冲、合谷等相关穴位。

第三节　缺乳

缺乳是指产妇在哺乳期内，乳汁甚少或全无，称为缺乳，又有"乳汁不行""乳汁不足""产后乳少""无乳""乳少"等名称。本病在中医学中认识较早，尤其在针灸学中曾留下了大量的宝贵经验。如《针灸甲乙经》载曰："乳难，太冲及复溜主之。"《千金翼方》载曰："妇人无乳法：初针两手小指外侧近爪甲深一分，两手液门深3分，两手天井深六分。"《针灸大成》有"妇人无乳，少泽、合谷、膻中"之记载。可见本病在古代针灸临床中认识较为全面，并是临床治疗的重要方法，这些经验至今在临床中仍然起着重要的指导作用。

缺乳的发生常与素体亏虚或形体肥胖、分娩失血过多及产后情志不畅、操劳过度、缺乏营养等因素有关。本病病位在乳房，足厥阴肝经至乳下，足阳明胃经过乳房，足太阴脾经行乳外，故本病与肝、胃、脾关系密切。基本病机是气血虚弱、化源不足或气机郁滞、乳汁运行受阻。

辨证分型

（一）气血虚弱型

素体脾胃虚弱，气血不足；或因产失血耗气，气血愈亏；或因脾胃虚弱，摄纳不足，化源匮乏，则气血虚弱，无以化乳，则产后乳汁甚少或全无。可于产后乳少，甚或全无，乳汁清稀，乳房柔软无胀感。面色少华，神疲食少。舌淡，苔薄，脉细弱。

（二）肝郁气滞型

患者素性抑郁，或产后内伤七情，肝失疏泄，气机不畅，气血失调，经脉壅滞，以致乳络不通，乳汁运行受阻而缺乳。可于产后乳汁排出不畅，乳汁浓稠，乳房胀硬或疼痛。胸胁胀满，善叹息，纳食减少，或身有微热。舌质暗红，有瘀点或瘀斑，苔薄黄，脉弦细或弦数。

针刺治疗

基本治则：调理气血，疏通乳络。

治疗处方：乳根，膻中，少泽。

辨证配穴：①气血虚弱型者配足三里、脾俞；②肝郁气滞型者配太冲、内关。

操作方法：乳根向乳房基底部平刺，使针感传向乳房；膻中向两侧乳房平刺；少泽实证用刺血方法，虚证用艾灸法。

注释：乳根属于多气多血的足阳明胃经，位于乳下，用之既可以补益气血，化生乳汁，又能行气活血，通畅乳络；膻中位于两乳之间，为八会之气会，实证泻之则宽胸通乳，虚证补之则能益气养血生乳；少泽为手太阳小肠经井穴，小肠主液，在五行中属金，能疏泄肝木之郁，善通乳络，本穴是历代生乳、通乳之效验穴。

其他疗法

（一）灸法

基本处方：膻中，乳根，少泽，肩井。

辨证加减：①气血虚弱型者配足三里、脾俞、三阴交；②肝郁气滞型者配太冲、肝俞、期门。

操作方法：可行温和灸，每次可选用 3~5 穴，每穴灸 10~20 分钟，每日 1~2 次，5 次为 1 个疗程；或隔姜灸，每穴 3~5 壮，隔日 1 次，5 次为 1 个疗程；或温针灸，每穴灸 3~5 壮，每日 1 次，10 次为 1 个疗程。

（二）耳针疗法

基本处方：胸，内分泌，交感，肝，脾。

操作方法：两耳左右交替用穴，毫针用中等刺激，留针 15~20 分钟，也可以埋针或贴王不留行籽，每日施以 3 次中等刺激。

（三）埋线疗法

基本处方：膻中，乳根，足三里，天宗。

操作方法：常规消毒，常规针刺。每 12 日治疗 1 次，乳汁满足哺乳需求即可。

（四）皮肤针

处方：肺俞至三焦俞，乳房周围。

操作方法：背部从上而下每隔 2cm 叩打一处，并可沿肋间向左右两侧斜行叩刺，乳房周围作放射性叩刺，乳晕部作环形叩刺，每次叩刺 10 分钟，每日 1 次，4 次为 1 个疗程。叩刺强度根据患者的虚实而定，虚证多为轻刺激，实证多为中等刺激。

（五）刺血疗法

基本处方：膻中，天宗，少泽，乳根。

操作方法：本疗法适宜于实证患者，先于患处常规消毒，用一次性无菌注射针头点刺放血，然后加拔火罐 10 分钟，每周 2 次。

注意事项

1. 针灸治疗缺乳效果良好，具有作用迅速，而无不良反应的优势特点。针刺时间越早越好，争取及时治疗。

2. 生后哺乳时间越早排乳就越好，提倡早期哺乳，哺乳时间晚，乳汁量往往就偏少。如果乳汁量不足，先要哺乳之后再添加奶粉。

3. 产后合理膳食，加强营养，少食或忌食辛辣之物，可适当地多食用一些猪蹄汤、鲫鱼汤、丝瓜或一些新鲜蔬菜等，可帮助分泌乳汁及疏通乳络。

4. 患者应保持精神舒畅，切忌抑郁生气，保证充足的睡眠，注意劳逸结合。

5. 产后注意合理的护理乳房，对乳汁壅滞，乳房胀满疼痛者，应避免挤压，以防发生乳痈。合理、按时哺乳，每次注意排空乳房中乳汁。

小结

乳汁不足针灸治疗有满意的疗效，治愈率极高，据西医学统计发现，针刺治愈率高达 85% 以上，因此针刺治疗是本病的优势方法，值得临床大力推广。

本病分虚、实两端，在临床治疗首先要辨清虚实是关键，虚实之辨主要根据乳房有无胀痛，乳汁的稀稠程度为主要依据，再结合全身症状，审病因，辨虚实。根据虚则补之，实则泻之的治疗原则，虚证用补法，常配合灸法，实证用泻法，常配合刺血或推拿手法。实证针刺治疗疗效更佳，有即针即效的作用，虚证治疗相对缓慢。针灸取穴多以阳明经穴位和经验效穴为主，常用乳根、足三里、膻中、少泽等穴位。缺乳时间越短针灸疗效越好，发病 1 周内可有极佳的疗效，若在 1 周以上，15 天之内，其疗效就会减低，当超过 1 个月以上，其治疗就更差，因此抓住治疗时机是本病疗效好坏的一个重要因素。

针灸治疗的同时配合饮食疗法也有重要的作用。虚证患者多食用有营养的汤液，如豆浆、化生浆、小米粥、猪蹄汤、鲫鱼汤等，有助于乳汁的化生；实证患者可食用丝瓜、王不留行、橘络等食物，更重要的是做好心理辅导工作，让产妇心情愉悦，改善不良的情绪，则能起到重要作用。

第四节 产后乳汁自出

产后乳汁自出是指哺乳期内乳汁不经婴儿吮吸而不断自然流出者，称为"产后乳汁自出"，亦称为"漏乳"或"乳汁自涌"。本病在中医学中有较早的记载，早在唐朝时期的《经效产宝》中已有相关记载，《经效产宝·产后乳汁自出方论》载曰："产后乳汁自出，盖是身虚所致，宜服补药以止之。"之后多部医著中皆有相关的文献记载。

有一种非病理的情况在诊断前要明确，不要与此混淆。若产妇身体壮实，气壮血充，乳汁过盛而自溢者，或因故不能及时哺乳，乳汁胀盛而自流者，或在断奶之时乳汁一时难断而自出者，这属于正常生理现象，不作病论。

乳汁为血所化生，赖气以行，其生化与蓄溢正常与否，受脾胃功能和肝气疏泄的影响，乳房属胃，乳头属肝，可见本病主要与肝、胃、脾有关。病位在乳房。其病机主要为气虚固摄失职或肝热疏泄太过有关。

辨证分型

（一）气虚失摄型

患者脾胃素虚，因产失血耗气，或饮食、劳倦损伤脾胃，导致胃气不固，摄纳无权，乳汁随化随出，而致乳汁自流不止。表现为产后乳汁自出，量少，质清稀，乳房柔软，无胀满感。神疲气短，面色少华。舌淡，苔薄，脉细弱。

（二）肝经郁热型

患者素性忧郁，或产后情志不遂，肝郁化热，或因大怒伤肝，肝火亢盛，疏泄太过，热迫乳溢，故乳汁自出。表现为产后乳汁自出，量多，质稠，乳房胀痛。情志抑郁，烦躁易怒，口苦咽干，便秘，尿赤。舌红，苔薄黄，脉弦数。

针刺治疗

基本治则：以补气固摄为基本治则，再根据证之虚实，施以补泻。

治疗处方：膻中，气海，乳根，三阴交，内关。

辨证加减：①气虚失摄者配足三里、脾俞、太渊；②肝经郁热者配太冲、足临泣、期门。

操作方法：膻中向乳房的方向斜刺或平刺；乳根向乳房基底部平刺；余穴常规刺。每日 1 次，每次留针 30~40 分钟，根据虚实施以补泻，每 10 分钟行针 1 次，7 次为 1 个疗程。每疗程间隔 2~3 日。

注释：膻中、乳根均在乳房周围，并是治疗乳腺疾病的特效穴，具有双向调节乳腺之作用；气海为生气之海，具有补气固摄的作用；三阴交为脾、肝、肾三经之交会，有通调三经的作用，补之具有益肝补脾而助统摄之功，泻之则能疏肝解郁，通其经络；内关为心包经之络穴，并是八脉交会之一，通阴维脉，是治疗胸部之疾患的要穴，临床有"心胸内关谋"之用，补之则能开胸益气，泻之则能宽胸散结。

其他疗法

（一）灸法

基本处方：膻中，乳根，气海，少泽。

辨证加减：气虚失摄配足三里、肺俞；肝经郁热者配肩井、肝俞。

操作方法：可用温和灸，每穴灸 15~20 分钟，每日 1 次，7 天为 1 个疗程，每疗程间休息 3 天。

（二）耳针疗法

基本处方：内分泌，皮质下，乳腺，脾，肾。

操作方法：常规消毒，毫针轻刺激，每次 20~30 分钟，或用王不留行籽贴压，隔日 1 次。

注意事项

1. 做好孕前调理，强壮机体，把身体调到较佳的状态，在孕期注意合理保健，起居有常，饮食有节，劳逸适度，保持心情舒畅，以良好的体质迎接分娩的到来。

2. 做好产前检查，确定合理分娩方式，减少产时及产后出血，避免过度耗损元气及精血。

3. 在产后做到合理膳食，饮食宜清淡而富有营养，忌辛温助火之品。合理休息，起居有常，避免过度劳累。

3. 产后注意调畅情志，保持心情舒畅，切忌抑郁生气。

4. 对乳汁外溢时要及时处理，保持乳房及乳头的清洁卫生，衣着宜宽松，避免挤压刺激。

按语

乳汁自出难以储蓄乳汁，乳房所以不能充盈，以致乳汁过少，不能达到婴儿哺乳需求，这是导致乳汁不足的一个重要原因。还有因乳汁时时自流，给生活工作带来极大不便，所以对本病的及时治疗有重要意义。本病治疗要辨清虚实，虚者补而固摄，实者当以清而固摄。乳汁为气血所化生，乳汁的储存与排泄，要受到脏腑功能的统摄与调节的制约。乳体属足阳明胃经，阳明多气多血，中气盛则固摄有权，不致自溢，其治疗以足阳明胃经为主，用以补法，适宜加用灸法，常用足三里、乳根、气海、脾俞等穴位；乳头为足厥阴所主，乳头是乳汁所必经之处，乳络通畅与否，受肝气疏泄与调节功能的影响，肝气调畅则疏泄有度，调节有常则乳汁蓄溢有度，如肝气瘀滞则致乳汁排泄失常，其治疗以足厥阴肝经穴位为主，用以泻法，常用肝俞、太冲、行间、足临泣、期门等穴位。